精神科看護

ポケットガイド

編集 川野 雅資

中央法規

　本書は、精神科臨床で活躍する看護師（学生・教員）、その他の専門家のポケットに入って、困ったとき・迷ったときにいつでも参照・解決できるように、知識をコンパクトにまとめたポケットブックです。

　看護学生が授業で学ぶ時や実習の準備、記録するときに、新人看護師や経験を積んだ看護師が確認する時や調べるときに、看護教員が教授内容を確認するときなどに、いつでも活用できるように、データ、根拠、マニュアル、対応方法をページごとにコンパクトにまとめました。多面的、最新、エビデンスに基づく、見やすい、探しやすい、そしてメモを残すことができるように企画・制作しました。

　類書は様々ありますが、本書の大きな特徴は、トラウマインフォームドケアの視点に基づいていることです。字数の関係で具体的な記述はできなくても、それぞれの項目はトラウマインフォームドケアの観点をベースにしています。

　内容は、11の章と3つの付録で構成しました。特に第1章「精神科看護の重要ポイント」の1項目にトラウマインフォームドケアを記載し、リカバリ、自己決定、WRAPと続き、看護実践の考え方および方法のカギである、問題解決、目標達成、そして持っている力を記載しました。ここに本書の独自性が現れています。その後の章では、多面性を重視して、今、日本の精神看護が展開している項目を網羅しました。そして、執筆者は、それぞれの専門家に最新の内容を記述していただきました。必ず読者の方たちの期待に応えることができると確信しています。

　本書は、『エビデンスに基づく精神科看護ケア関連図改訂版』（中央法規出版）の関連図書です。本書に網羅しきれない内容は、同書の同じ項目を参照していただけますと、詳細に学習ができます。また、中央法規出版のポケットシリーズの中の一冊でもありますので、併せてご活用いただけると幸いです。

　本書で使用する略称・略語は、一覧を作成しましたので参照してください。また、引用文献の記載につきまして、前述の著者の項目は引用文献として掲載していませんのでご理解ください。

電子機器が医療の現場に様々な貢献をしています。しかしながら、現場ではその脆弱性と危険性も指摘されています。ポケット判の書籍として精神医療・看護の臨床・教育の場で多くの方に、多様に活用していただけますことを願っています。

　最後になりましたが、本書の企画から原稿の整理・確認そして作成まで丁寧な仕事をされた中央法規出版第一編集部の星野哲郎様、澤誠二様に深謝いたします。

編者　記す

令和 4 年 7 月

第7章　主要症候、主訴

第8章　疾患と看護

第 9 章　諸問題への対応

第 10 章　法律、制度

第 11 章　多職種、多分野連携

第 12 章　付録

略語	フルスペル	正式名称
ADHD	Attention—Deficit ／ Hyperactivity Disorder	注意欠如・多動症／注意欠如・多動性障害
ADL	Activities of Daily Living	日常生活動作
CT	Computed Tomography	コンピューター断層撮影
DSM	Diagnostic and Statistical Manual of Mental Disorders	精神障害の診断と統計マニュアル
IADL	Instrumental Activities of Daily Living	手段的日常生活動作
ICD	International Statistical Classification of Diseases and Related Health Problems	疾病及び関連保健問題の国際統計分類
ICF	International Classification of Functioning, Disability and Health	国際生活機能分類－国際障害分類改訂版－
MRI	Magnetic Resonance Imaging	磁気共鳴画像法
PET	Positron Emission Tomography	ポジトロン断層法
PTSD	Post-Traumatic Stress Disorder	心的外傷後ストレス障害
QOL	Quality of Life	生活の質
SNRI	Serotonin and Norepinephrine Reuptake Inhibitors	セロトニン・ノルアドレナリン再取り込み阻害薬
SPECT	Single Photon Emission Computed Tomography	単一光子放射断層撮影
SSRI	Selective Serotonin Reuptake Inhibitors	選択的セロトニン再取り込み阻害薬
SST	Social Skills Training	社会生活技能訓練
WRAP	Wellness Recovery Action Plan	元気回復行動プラン

略称一覧

略称	正式名称
医療観察法	心神喪失等の状態で重大な他害行為を行った者の医療及び観察等に関する法律
障害者虐待防止法	障害者虐待の防止，障害者の養護者に対する支援等に関する法律
障害者権利条約	障害者の権利に関する条約
障害者雇用促進法	障害者の雇用の促進等に関する法律
障害者差別解消法	障害を理由とする差別の解消の推進に関する法律
障害者総合支援法	障害者の日常生活及び社会生活を総合的に支援するための法律
精神保健福祉法	精神保健及び精神障害者福祉に関する法律

トラウマインフォームドケア

1. トラウマの理解

- トラウマは 3 つの E を理解する。

①Event（出来事）：実際の極度の脅威的な身体的あるいは心理的被害、子どもの健全な発達を害する深刻で生命を脅かすネグレクト、これらが複雑に絡み合っていることを直接体験するおよび見聞きする。

②Experienced（体験）：出来事が身体的にあるいは情緒的に傷つくまたは生命を脅かす体験をもたらす。

③Effect（影響）：個人の機能と精神的、身体的、社会的、情緒的あるいはスピリチュアルな安寧に不利な影響を及ぼし続ける。

2. トラウマインフォームドケア：4 つの仮定 (R)

- トラウマインフォームドケアを実践する 4 つの仮定 (R)。

①Realize(理解)：トラウマの広範囲にわたる影響をはっきり理解して回復への道のりを理解する。

②Recognize（認識）：そのシステムに関わりがある患者、家族、スタッフそして他者のトラウマの症状と徴候を認識する。

③Responds（実行）：トラウマに関して十分に統合した知識を政策、手順そして実践で実行する。

④Resist re-traumatization（再トラウマ体験を回避する）：再トラウマ体験を回避することを積極的に探索する。

3. トラウマインフォームドケアの 6 つの原理

- ①安全、②信用と信頼に値する透明性、③ピアサポート、④共同と相互性、⑤エンパワーメント、声をあげる、そして選択する、⑥文化的、歴史的、そして性差への関心、の 6 つの原理を含むものである。

4. 精神障害者のトラウマ体験

- 米国では精神障害者の 91 〜 98% がトラウマ的な出来事を体験していた。

5. トラウマインフォームドケアの達成目標

- 再トラウマ体験を少なくする。回復を促進する情緒的体験を養育する。

[川野雅資]

リカバリ

1. 精神保健領域におけるリカバリとは

- リカバリ（recovery：リカバリーとも）は、「回復」を指す言葉であり、精神保健領域では特に、精神疾患などの困難があったとしても、自分のありたい姿や送りたい人生を見つけ、自分の経験に自分なりの意味を見出す過程を指す。精神科以外では機能や状態の回復を意味し（例：リカバリー室）、言葉の使い分けがある。

2. リカバリの考え方

- リカバリは、この病気ではこれはできないなどと医療者が生活を決める「病者」「患者」ではなく、1人の人間として自分の送りたい人生を歩むという考え方である。元は精神疾患を有する当事者が発信した考え方で、精神保健領域ではリカバリの考え方を重視し本人の送りたい暮らしに向けて支援することと医療者・支援者も認識するようになった。

3. 本人主体のリカバリを支える

- リカバリは「本人の観点で本人が決める」ことが何より大切である。どんなことをリカバリと捉えるかは人によって違い、「楽しみに思える予定がある」「心を許せる友達がいる」「働く」「1人暮らし」「学ぶ」など、目指すものや喜びは常に変化する。
- 本人の目指す方向への歩みを応援することはできても、本人以外が進路を示したり進ませたりできるものではない。支援者は常に本人の意向を聞き、尊重し、本人にとってのリカバリを信じる。以下のような考えを患者と支援者で共有・実践することもリカバリを支える参考になるかもしれない。
- 自分は自分であってよい、自分のことを自分で決めてよい、自分の幸せは自分で決めてよい、自分のなりたい自分を目指してよい、自分の力を発揮してよい、自分の専門家は自分。
- 自分にとって役立つものを考え活用してよい、自分の経験が誰かの力になることもある。
- 精神健康の困難の経験を自分なりに捉える（「精神疾患」「病気」として捉える必要はない）。

[宮本有紀]

自己決定

1. 自己決定とは
- 自分自身のことを、自分で選択し決定すること。

2. どんな場面で
- 私たちは日常のあらゆる場面で選択し決定している。食べる物、住む場所、仕事、時間の過ごし方など選択と決定の連続である。
- 医療の場面での受診、服薬、入院の「する・しない」「治療を受ける・受けない」や、その他の過程（何をどのように）でも、ひとつひとつ選択し決定する。

3. 自己決定の重要性
- 人は誰でも、自分のことを自分で決める権利がある。自分自身で選択し決定することは、自分がどのような考えや価値観を持った1人の人間であるかを、自分自身が認め、周囲に表現することであり、自分の人生を生きていくことである。

4. 患者の自己決定を阻むもの
・医療の価値観や、「べき思考」による誘導、不十分な情報提供
・患者の能力に問題があるかのような周囲の態度（患者の意見の否定、威圧的・高圧的な態度）
・医療者側や周囲の知識不足、情報収集不足、観察やアセスメント不足

5. 自己決定を支えるもの
・心理的安全性の確保と保障
・自己決定に必要な判断材料となる十分な情報
・自己決定の肯定的な体験、自己決定の積み重ね

6. 自己決定をサポートするために
- 意見や決定を否定されたり、意見を言っても無駄だと思う体験をした場合、意見を言うことを諦めたり、決定することが難しくなる。真の自己決定の実現のために、患者の心理的安全を保障し「あなたには決める力がある」「あなたの意見が重要」「あなたが決めてよい」というメッセージを伝える。そして「人は誰でも自分のことを自分で決める権利がある」ことを、医療者が理解する。

[澤田宇多子・宮本有紀]

元気回復行動プラン（WRAP）

1. WRAPの目的

- Wellness Recovery Action Plan（WRAP）は、元気回復行動プランと訳し、「ラップ」と呼ぶ。精神障害者自身によるリカバリと安定の維持を目的としたセルフケアプログラムである。

2. WRAPの始まり

- WRAPは、1997年に考案された。米国の精神障害当事者メアリー・エレン・コープランド（Copeland ME）らが中心となって、リカバリした精神障害者を対象にして調査した生活の工夫の結果をもとにしている。自分の専門家は自分という考え方をもとに、以下の3、4をまとめて活用する。

3. WARPの主要な5つの概念

- ①希望の感覚：どのような境遇におかれたとしても回復する可能性を感じられること
- ②主体に生きること：自分の人生を自分で選び、責任を持つこと
- ③自分のための学び：自分が元気でいるために必要な選択肢があるのかを学ぶこと
- ④自分のための権利擁護：自分が望む生活を声に出すこと。対話すること
- ⑤相互的サポート：他の人々からの支援を受けて、自分も支援を提供すること

4. WARPに必要な7つの手順

- WRAPは日常生活を元気に過ごすためのものと、調子が悪くなった時に有効な手立てを事前に考えておき、危機の状況に応じて実践方法を変えて、自分の元気回復行動プランを作り、行動することである。
- ①最初に「元気に役立つ道具箱（ツール）」を作る
- ②日常生活管理プラン
- ③引き金になる出来事に対処するプラン
- ④注意サインに対処するプラン
- ⑤調子が悪くなってきている時のプラン
- ⑥クライシスプラン（緊急状況への対応）
- ⑦緊急状況を脱した時のプラン

［片岡三佳］

問題解決

1. 問題解決による看護展開
- 問題解決は看護を展開する1つの方法である。
- 患者の疾患から生じる日常生活、そして対人関係や社会生活に適応するために課題になる事柄に対応するために、多様な課題の問題解決を行う。
- 問題解決は、問題を特定して問題を解決する。

2. 問題の特定
- 問題の特定に必要に力は、患者の状態をアセスメントする力である。
- 例えば、食事を食べない、という行動上の問題は比較的把握しやすい。しかしながら、患者はなぜ食事を食べないのか、という患者の行動の奥の問題は把握しにくい。それを可能にするのはクリティカルシンキングで、なぜ、と問うことである。
- 問題の特定には経験と科学的知識に基づいた仮説に基づく問いかけの技術を活用する。
- どのような問いかけ方がその患者に妥当か、そして場、時間、環境そして状況を判断する。
- クリティカルシンキングと知識とコミュニケーション技術を活用する。

3. 問題解決の方策
- 問題解決には、多様な解決策を考えられること、手順、マニュアルに従うことと、そして時には手順やマニュアルを超えた創造的な解決策を考える。
- 例えば、入浴したくない患者が清拭だったらいいと受け入れた時に、少し入浴剤を入れたほのかな香りがするお湯を用意することで、患者は、元気づけられるかもしれない。
- ジーン・ワトソンは、「他者の身体・精神・魂の魂に触れる神聖な行為で基本的なニーズを敬意をもって援助する。人間の尊厳を保つ。」と述べている。

4. 解決する力を高める
- 解決策は、患者・家族の意見・要望を聞いて医療者と共に解決策を選択する。
- 問題解決が患者にとって役に立ったら、今回の体験から患者と看護師は何を学んだかを共有する。
- 創造的な問題解決には、先輩や専門看護師、教師、文献、事例検討会、適格者によるスーパーバイズが役に立つ。　　　　　　　　　　　　　　　　　　　　　　［川野雅資］

目標達成

1. 目標達成による看護展開

- 看護を展開する方法の1つに目標達成がある。
- 目標達成は、目標を設定し、行動計画を立案し、実施し、評価し、そして次の目標を設定するというプロセスをたどる。
- それぞれの段階で、患者と家族と医療チームが協働する。
- そこには、コミュニケーション、信頼感、葛藤を処理する力、平等な関係、家族機能の理解、役割（それぞれが役割を認識し、役割を遂行する）、時間（今回の行動計画が実現可能な時間を計画する）、地域資源の活用と発掘、柔軟な発想という視点を用いる。

2. 長期目標と短期目標

- 長期目標は数か月先、年単位先に達成することを目指し、短期目標は長期目標を達成するために1週間から2週間程度に達成することを目指す。
- 目標は現実的、具体的（可能な限り測定可能）に設定する。
- その時の患者の状態、家族の状況、地域にある活用できる資源、を判断して目標設定をする。
- 可能な目標か、無理がないか、誰かに過重な負担がかからないか、経済的な負担はあるか、を話し合う。
- 目標を達成する最も効果的で実現可能な行動を時間枠の中で計画し、実行する。
- その行動が、魅力的、願望の達成、楽しみ、気晴らし、必要なこと、ちょっとした挑戦、である。

3. 評価

- 達成日（評価日）を決め、その時点で目標が達成できたかどうかを評価する。
- 目標を達成した時は、その努力をねぎらう。患者、家族、そして医療者が達成感を得て、次の目標に取り組む力が湧く（エンパワメント）場になる。
- 特に、柔軟なこれまで考えもしなかったことが役に立ったとしたら、考え方の柔軟性が、成長と強さ、そして新たな視点が生まれ、レジリエンスが強化する。

[川野雅資]

持っている力

1. 持っている力とは

- 持っている力に働きかけることは、看護を展開する1つの方法である。
- 持っている力は、潜在するあるいは顕在する患者の健康的な面、病気によって侵されていない面、長所、安定している面である。
- 持っている力は、患者、家族そして地域の強みである。

2. 持っている力の種類

- 意欲、積極性、能力、思いやりなどの性格／人柄
- 体力、運動能力、治癒力や残存機能などの身体面
- 語学力、楽器演奏、裁縫、料理など特技／才能
- 写真撮影、読書、魚釣り、コンサート・映画鑑賞、お寺巡りや街歩きなどの趣味／楽しみ／関心
- 医療を適切に受ける、医療行動を正確に行うなど治療に取り組む意思と行動
- 経済力がある、友人がいる、住居がある、仕事がある、ペットがいる、家族が支持的など社会面
- 交通手段、社会資源、娯楽施設、商店街、地域住民の交流、伝統行儀、祭事など地域の力

3. 持っている力に焦点を当てて情報を収集し、気づき、そしてアセスメントする

- 学生時代の部活や旅行、好きな食べ物などの社交的な会話
- 見ているテレビ、聞いている音楽、病室の持ち物、外観、衣類などの観察
- 作業療法、レクリエーション、散歩、外出などの行動を共にすること
- 病歴や職歴、生育歴などの記録
- 家族や近親者、支援者との会話

4. 持っている力に働きかける前提

- 患者、家族と対等な関係で病気についてだけでなく病気になる以前の患者の状態を理解する。
- 病気や弱点にではなく顕在的・潜在的な力をさらに発揮するように支援することによって、患者と家族自身が、自ら問題を解決していく力を高めること（エンパワメント）につながる。

[川野雅資]

当直−救急入院

1. 当直とは
- 当直とは、夜間、土日祝日における勤務である。救急入院とは、精神科救急外来における診察を経て入院に至ることである。

2. 救急受診
- 基本的に受診する病院の外来利用者であり、緊急受診の必要性があるケースの相談や受診調整を行う。
- 精神障害のため自傷他害行為のリスクが極めて高いケースと判断された患者の診察として通報からの措置診察などがある。

3. 救急受診時の診断、検査
- 既往歴、最近の生活状況から受診直前までの情報聴収、精神状態などから自傷他害の緊急性、脱水症状を始めとする身体合併症のアセスメントを行う。
- 高齢者などで歩行に異常が認められる場合、骨折や急性硬膜下血腫などが疑われることがある。対応できる医療機関への緊急転送の調整を行う。
- 薬物等使用疑いがある場合は尿中乱用薬検査キットを実施する。陽性となった物質によって警察への通報等の対応が異なる。いずれにせよ、病院として判断、対応が必要である。

4. 救急外来での看護
1) 診察中の看護ケア
- 特に初診ケースにおいて、精神科へのスティグマ、自らの精神科受診に対する不安やセルフスティグマなど否定的な考えや感情を抱いていることがある。
- 不安を低下させるケアを考え続け実践する。

2) 入院時の看護ケア
- 様々なリスクがある中で、看護ケアと必要最小限度の行動制限については、当直医師、受入れ病棟看護師間で十分検討する。
- 不穏状態時の対応において、トラウマ体験にならないよう十分配慮したケアを実践する。

[北野進]

入院時：患者と家族

1. 入院時

● 生育歴や生活歴から危機的な体験を持っている可能性がある場合は、同性の医師やスタッフ、または年代を考慮するなどの配慮した対応を行う。

● 家族もまた不安や苦悩を抱えながら経過してきたと考えられる。特に、初めての受診や入院では、精神症状を持つ家族に対してどのように考え、対応したらよいのかわからず悩みながら生活してきていると考えられるため、家族の苦労に対して配慮する。

2. 入院時の検査

● 採血、心電図、胸部X線、頭部CTなど外来で検査を済ませてから入院病棟へ向かう。

● 精神状態によって病棟担当医、看護師複数で付き添って検査回りを行う。入院直前の生活状況を踏まえ、かつ高齢者においては身体合併症の発見が重要である。検査前から家族へ説明をする。

3. 入院時の看護ケア

1）患者のケア

● 入院に対して否定的な言動がある場合は、予測不能な行動をとる可能性がある。患者、そして家族が少しでも安心して安全だと思ってもらえるような対応はどのようなものかと継続して考え、外来へのお迎え方法、移動、病棟での受入れなどを行う。

● 日常生活とは異なる行動を制限された環境で生活することの意味を十分意識し看護ケアを行う。

● 入院時安全の確認のため所持品の確認を複数の看護師と本人で行う。危険物に当たる物品は家族に持ち帰っていただくか、一時的にスタッフステーション管理とする。すべて患者本人、または患者本人が確認できない状態の場合は家族の確認が必要である。

2）家族へのケア

● 持続した心的疲労に対する労りのケアを十分行った上で患者の治療へ参加してもらえるよう支援する。

[北野進]

退院時：患者と家族

1. 退院時および退院時期

- 退院直前は病状が安定していることから反対に現実的になり不安を抱くことが十分理解できる。
- たとえ地域生活を安定化するために訪問看護やデイケアが計画されていても不安や孤独感は拭えないものであると考える。
- 入院が長期化したケースや退院に対して否定的な考えを持っている場合、心の反応として「退行」や「合理化」などの防衛機制が働くことがある。

2. 退院および退院時期における確認と観察

- 退院後の日常生活、生活や人的環境の確認をする。
- 退院時処方や外来予約票を渡しながら服薬管理方法、頓服薬使用方法、初回外来受診日時、外来受診時必要品、外来受付手順などについて資料などを使い説明する。
- クライシスプランなどの退院後のセルフプランに関連する「不安」「孤独」「過労」「不眠」の4徴候を高める要因について会話し確認する。

3. 退院および退院時期における看護ケア

1）患者の看護ケア

- 治療継続への動機づけが重要である。日常の生きづらさなど否定的感情を同定し、持続する要因を共に検討し合い、生きやすくなる手段を身に付ける介入を一緒に行う。
- 病院は安全な場所であり、そこには安心できるスタッフがいるところであるというメッセージを言語的、非言語的に伝える。

2）家族への看護ケア

- 退院先の同居の家族に、入院前のような否定的な出来事が再び起きるかもしれないと不安を隠せない家族がいる場合は、入院中から家族介入する。

[北野進]

外来③
訪問：患者と家族

1. 地域における精神科看護

- 地域におけるパーソナルリカバリ実現に向けたサポートである。病気や障害を持ちながらも地域社会の中で自分らしい生活を見出していくプロセスを支援する。

2. 精神科訪問看護の役割

1）心身の状態の観察

- 身体面の健康状態チェックを行う。そして、精神面の変化がある時に生じやすい症状を患者と共にモニタリングする。
- 精神面の変化に関して患者とコミュニケーションを通し早期発見・早期対応する。

2）服薬管理

- 薬の管理方法、内服方法を確認してコンプライアンス、アドヒアランスの状態を評価し、必要な支援を行う。

3）症状コントロール

- 会話を通して精神症状のモニタリング状況を確認し、自己コントロールに関するフィードバックを行う。

4）地域連携

- 記録以外に必要時、主治医に病状報告をする。
- 相談支援専門員や市区町村の担当保健師等と情報を共有する。

5）家族支援

- 家族から見る患者の生活に関する情報を得る。
- 患者と同居している家族がいる場合は、家族とのコミュニケーションを図り、家族の苦労をねぎらうなどストレスケアを行う。
- 家族のストレスが高まっている場合は、必要なサービス資源へつなげる。
- 患者－家族間の関係が悪化している場合は、関係者間で話し合い、早期介入計画を立て実践する。

[北野進]

外来④
訪問看護の実際

1. 訪問から退去までの看護ケア

- 患者宅でのサービス提供であることから、プライベートな場なので看護師の行動は他者の家を訪問する場合の常識的な礼儀作法に基づき、患者・家族のプライバシーを侵害しない。
- 患者宅へ定期的に訪問するため、患者宅の近隣地域への迷惑を回避する。自転車の駐輪場所に注意し、必ず施錠する。
- 患者宅の出入りは、インターホンでコールし、病院名はあえて言わないで、名前だけを名乗る。
- 手洗いをするべきであるが、居住環境により難しい場合があるため、手洗いの代わりとなる速乾性アルコール手指消毒剤を訪問バッグに携帯する。感染防止対策からマスクを着用する。
- 通される部屋以外を観察することも、精神状態と日常生活の把握のために必要となるが、安易に覗かない。扉が閉まっている場合には勝手に開けてはならない。見る必要があれば必ず許可を得る。

2. 訪問看護におけるリスク

1) 訪問日に患者と電話連絡がつかない場合
①同居者がいない単身者の場合
①責任者に報告、担当の保健師（福祉受給者の場合は担当福祉）に連絡をし、対応を協議する。
②主治医に報告する。
③翌日（24時間後）再び電話連絡が取れない場合は、緊急連絡先記載者や保健師等へ連絡する。必要に応じて警察官へ協力を依頼する。
④必要時不動産・住居管理者に居室解錠を依頼し、安否確認を行う。臨場する場合は警察官の協力を考慮し、必ず複数で対応する。
②同居家族がいる場合
- 家族の最終確認時間から判断し、家族と対応を検討する。家族の判断で最寄りの警察へ捜索願を出す。

［北野進］

閉鎖病棟

1. 閉鎖病棟の概要

- 閉鎖病棟とは、病棟の出入り口を常時施錠し、病院職員に依頼しなければ自由に出入りできない構造の病棟である。
- 医療保護入院や措置入院が主な対象となるが、任意入院であっても患者の希望あるいは同意を得た上で入院することができる。いずれの場合でも書面による同意が必要である。
- 薬剤調整を中心とした症状の安定化や生活リズムの回復などが主な治療目標である。
- 閉鎖病棟内には、通信の自由を保障するために、患者が自由に利用できる場所に公衆電話等を設置し、都道府県精神保健福祉主管部局、地方法務局人権擁護主管部局等の電話番号を、見やすいところに掲げなければならない。

2. 閉鎖病棟における看護

1) 治療環境を整える

- 閉鎖病棟では、患者およびスタッフの安全を守る観点から、私物の持ち込みを制限するが、必要以上に制限していないかを適宜見直す。
- 病棟内の掲示物は、「○○禁止」など指示的な表現を避け、柔らかい文言を用いる。
- 病棟の鍵は権力を象徴するものであり、チェーンなどの種類を使用しない。

2) 治療的関係を築く

- 入院による不安やストレスの軽減を図る。質問に対して、わかりやすい表現で丁寧に説明を行う。
- 入院や治療への同意が得られない患者に、入院の必要性を理解できるよう繰り返し説明し、患者の希望や思いを受け止め、治療目標を共有して協働関係を築く。
- 患者の状態に応じた活動と休息を促し、不足しているセルフケアの援助を行う。
- 入院に至るまでに疲弊している家族が多く、家族を労い、治療の流れを説明し、安心できる支援を行う。

[緒方浩志]

開放病棟

1. 開放病棟の概要

- 開放病棟とは、病棟の出入り口を日中施錠していない状態（1日8時間以上）で、患者や面会者が自由に出入りできる構造を有する病棟である。
- 任意入院が主な対象となるが、医療保護入院であっても病状が安定している場合や、地域への退院準備を行う時期などは開放病棟に入院することがある。
- 社会復帰に向けて、セルフケアを回復し、基本的な生活スキルを再獲得するためにリハビリテーションを行うことが主な治療目標である。

2. 開放病棟における看護

1) 環境を整える

- 私物の看護師管理は最小限とし、可能な限り地域に近い環境を整える。
- 病棟内の掲示物は、「○○禁止」など指示的な表現を避け、柔らかい文言を用いる。
- 病棟施錠時は、患者が病棟内にいるか確認する。

2) 社会復帰に向けた支援

- 社会復帰に向けた患者の思いを確認し、不安の軽減を図り、精神科リハビリテーションに前向きに取り組む支援をする。
- 看護師は各種治療プログラムに患者と一緒に参加し、生活の中で般化できる支援をする。
- 社会復帰後の生活に合わせた服薬自己管理や対処行動などのセルフマネジメントを獲得する支援をする。
- 社会復帰に向けて外来やデイケア、訪問看護など関係機関と連携し、地域生活での支援体制を整える。
- 長期入院患者の場合、社会復帰への意欲が低下していることが多いため、散歩や外出・外泊を通して地域に目を向けるように支援する。
- 家族と面会できる機会を調整し、家族関係の修復を図る。

［緒方浩志］

認定看護師

1. 認定看護師とは
- 認定看護師 (Certified Nurse) とは、特定の看護分野において高度な看護技術と豊富な知識を有していると日本看護協会に認定された看護師をいう。

2. 認定看護師の役割
- 認定看護師は特定の看護分野(認定看護分野)で3つの役割を果たし質の高い看護の提供に努める。

① 実践:高度な看護技術と豊富な知識による高水準な看護を実践する

② 指導:看護実践を通じ看護職へ指導する

③ 相談:看護職等からの相談

3. 認定看護分野
- 認定看護分野は現行の21分野から以下の新たな19分野に移行する。①感染管理、②がん放射線療法看護、③がん薬物療法看護、④緩和ケア、⑤クリティカルケア、⑥呼吸器疾患看護、⑦在宅ケア、⑧手術看護、⑨小児プライマリケア、⑩新生児集中ケア、⑪心不全看護、⑫腎不全看護、⑬生殖看護、⑭摂食嚥下障害看護、⑮糖尿病看護、⑯乳がん看護、⑰認知症看護、⑱脳卒中看護、⑲皮膚・排泄ケア看護。

4. 認定看護師への道
- 認定看護師になるためには、看護師免許を有し、通算5年以上の実務研修(うち3年以上は認定看護分野の実務研修)を積み、認定看護師教育機関を修了し、認定審査に合格しなければならない。
- 認定看護師教育課程は特定行為研修が組み込まれた新たな認定看護師教育課程へ移行中である。
- 特定行為研修が組み込まれていない認定看護師教育課程を修了し認定審査に合格した者は「認定看護師」となり、特定行為研修が組み込まれた認定看護師教育課程を修了し認定審査に合格した者は「特定認定看護師」となる。
- 認定後は看護実践と自己研鑽を積み5年ごとに資格更新が必要である。

[小倉宣世]

精神看護専門看護師

1. 精神看護専門看護師とは

- 精神看護専門看護師は、複雑で解決が難しい精神面の健康問題を持つ人とその家族にケアと治療を兼ね備えた高度な看護実践を行う。
- 危機的な状況に精神看護専門看護師が登場することは、それだけでその場に安全感がもたらす。すなわち、精神看護専門看護師の「存在感とその場への関与の準備態勢が、その場の空気を変える」[1]のである。

2. 精神看護専門看護師の機能

- 精神看護専門看護師は下記の6つの役割を個人、家族、組織のニーズに沿って、柔軟に組み合わせ、実践する。
- ①実践：患者とその家族、集団に対し、病気とその背景にある様々な要因を多角的な視点からアセスメントし、看護の必要性を判断して実践する。
- ②相談・コンサルテーション：看護師や他職種の相談に乗り、専門的な知識を活かした助言を行い、問題解決を図る。
- ③調整：療養の場が病院から自宅へ移行しても、必要なケアや治療を円滑に行うために、病院、訪問看護ステーション等の保健医療福祉に携わる人々や施設に働きかけて調整し、連携を強化する。
- ④倫理調整：なぜ、退院できないのか、等倫理的な問題や葛藤が生じやすい場面に関わり、患者や家族の思いを尊重して治療や療養を行えるように、看護師、医師など関係する人々に働きかける。
- ⑤教育：知識、理論、看護介入技法に基づき、看護師に対し、教育を行い、施設や地域全体の看護ケアの質、メンタルヘルスの向上を図る。
- ⑥研究：日々の看護における疑問や課題を研究テーマとし、探求する。研究成果を実践に還元することで看護ケアの質の向上に努める。

[安永薫梨]

文献
1) 小谷英文，宇佐美しおり：PAS セルフケアセラピィ．p15．PAS心理教育研究所出版部．2018.

コンサルテーション精神看護

1. コンサルテーション精神看護とは
- コンサルテーション精神看護は、精神看護を専門とする相談を受ける人(コンサルタント)が、相談者(コンサルティ)の内的な力(知識や技術、自律性)と外的な力(社会的な資源や人的資源)を活用して、課題や問題を解決し、意思決定できるよう支援する。
- コンサルテーションの主な内容は、対応困難な患者への関わり方や職場の人間関係等である。相談を受ける人は相談者が何に困り、相談したいのか、尋ね、相談者の置かれている状況について、質問しながら情報を集める。その過程で相談者が相談したい課題や問題を明らかにし、その解決方法を相談者が自分で決定し対処行動が取れるよう支援する。

2. コンサルテーションのタイプ
- コンサルテーションは、①患者中心の事例、②相談者中心の事例、③プログラム中心の管理、④相談者中心の管理の4つのタイプに分類される。

3. コンサルタントの役割
- 相談を受ける人の役割は、広い視野を持ち、選択肢から自己決定できるように支援することで、相談者の課題や問題は、相談者自身の対人関係を構築する力、困難を乗り越える力、挑戦する力、体験や気持ち、思考を整理する力、自己フィードバックする力、自分が取る選択肢の不足によるものと気づくことである。
- 相談者の課題や問題の根底には、自己愛の傷つきやトラウマ体験が潜んでいる可能性がある。相談を受ける人は、相談者との間に心理的に安全な空間を作り、相談者がどこまで自己を見つめるかは、いま抱えている課題や問題との関連性や、相談者の状況や反応により、複合的に判断する。

4. コンサルテーション精神看護の機能
- コンサルテーション精神看護の機能は、相談者の潜在能力、回復力を養うことである。それにより相談者の患者へのケア意欲や、看護ケアの質の改善と共に、患者自身の治療やケア満足度の向上が期待される。

[安永薫梨]

リエゾン精神看護

1. リエゾン精神看護とは

- リエゾン精神看護は、精神科以外の内科や外科などの一般科において、心身相関の視点より患者の心の問題に対応する。リエゾンには「つなぐ」「連携する」「橋渡しをする」という意味があり、精神看護と一般科の看護をつなぐ機能を持つ。

2. リエゾン精神看護の目標

- リエゾン精神看護の主な目標は、①精神看護の知識や技術を一般科の看護で用いることで、より質の高い看護を患者や家族に提供する、②看護師が意欲的に働けるようにメンタルヘルスの向上を助ける、③保健医療福祉チームやメンバー間の連携・協働を促進する。

3. リエゾン精神看護の機能

- リエゾン精神看護の対象は患者や家族、保健医療福祉チームのメンバーである。
- リエゾン精神看護の機能は、主に直接ケア(患者や家族への支持的な面接やリラクセーション)、コンサルテーション、連携・調整、看護師のメンタルヘルス支援、教育(対応困難なケースに関する勉強会の開催など)、研究がある。

4. リエゾン精神看護領域ケアガイドライン[1]

- リエゾン精神看護領域ケアガイドラインは、身体疾患で精神状態が不安定になった患者への対応を取り挙げている。
- 主な状態像は、不安が強くなった、ナースコールが頻回、いらいらする、眠れない、死にたい、看護師や医師に些細なことで攻撃的になる、等である。
- うつや不安になりやすいと考えられるリスクアセスメントとして、ステロイドパルスや大量の抗がん剤の使用の有無、甲状腺機能亢進あるいは低下などがある。
- さらに、ケアをする際には、自殺のアセスメントやせん妄との区別を常時念頭に置く。

[安永薫梨]

文献
1) 宇佐美しおり:身体疾患で精神状態が不安定になった患者への対応(リエゾン精神看護領域ケアガイドライン). 日精保健看会誌 24 (2):pp91-104, 2015.

調整

1. 調整とは

● 調整は、療養の場が病院から自宅へ移行しても、必要なケアや治療が円滑に行われるために、病院、地域の訪問看護ステーション、学校、グループホームなどの保健医療福祉に携わる人々が最大限のチームワークを発揮することを目的とした協働を促進する行動を示す。

2. 調整の機能

● 調整のアセスメントの視点は、患者や家族の状況、組織構造、組織の機能、組織全体、組織の価値観や理念、多職種の協働の状況、組織の諸部門が組織文化に与える影響、看護実践の変革を促進あるいは阻害する状況、である。

● 具体的な調整の中身は、①病院や地域で患者が継続して治療やケアを受けられるよう家族、保健医療福祉チーム、保健医療福祉チームメンバー、組織間の連携を図る、②患者や家族のニーズを満たすために社会資源を有効に活用できるよう、多職種間との連携や協働を図る、③看護実践の変革を促進するために多職種との連携を強化する、④改善案に対し、各職種より意見を聴取し、組織的に阻害する因子を少なくする、⑤改善や変更内容を周知し、継続して実施するための方法を検討したり、必要時、介入を行う、⑥保健医療福祉チームの活性化のために患者や家族、メンバー間の橋渡しをする、⑦情報や時間、人、環境、役割の調整を行う、などがある。

● 調整を行うために、患者のみならず患者を取り巻く家族、保健医療福祉チーム、保健医療福祉チームメンバー、組織、環境を俯瞰してアセスメントし、優先順位を考えて、精神看護専門看護師の機能でもある直接ケア、コンサルテーション、教育などを同時に行う。かつ、多職種の専門性を尊重し、多職種間の信頼関係を構築し、患者や家族のニーズを充足するために多職種と協働する。

[安永薫梨]

倫理調整

1. 医療倫理とは

● 医療において守るルールであり、よりよい医療とは何かを考えることである。医療倫理の4原則[1]とは、患者の自律的な意思決定を尊重する「自律尊重の原則」、患者に危害を及ぼさない「無危害の原則」、患者の幸福を増進する「仁恵の原則」、平等で公平にケアを行う「正義の原則」である。

2. 精神疾患または患者に関連した倫理指針

● 「精神疾患を有する者の保護及びメンタルヘルスケアの改善のための諸原則」(1991) は、精神障害者の人権を保護し、差別や偏見を取り除くこと等の原則を示している。患者の権利は「リスボン宣言」(1995)等が定めている。

3. 看護師の倫理綱領

● 国際看護協会、日本看護協会、日本精神科看護協会等の職能団体は、看護師の倫理綱領を作成し、看護および看護師の行動の指針を定めている。

4. 精神科看護における倫理調整

● 精神科医療では、非自発的治療（強制入院、隔離・拘束、本人の意思に反して行われる薬物療法等の治療）の場面で、「自律性の尊重と仁恵の対立」「自律性の尊重と周囲の安全の対立」等の倫理的葛藤（ジレンマ）が生じやすい。医療者の権限が強い場合には、パターナリズム（父権主義）により患者の自律性が脅かされやすくなる。

● 患者、家族、医療者等関与する人々の思いを聴き、倫理的観点からケースカンファレンス等を通じて、各人が最善の決定ができるように、倫理調整を図る。

● 精神科医療施設では、行動制限最小化委員会の設置や倫理に関する職員研修などを通じて、倫理的課題に対し組織的に取り組む。

[濱田由紀]

文献
1) トム・L・ビーチャムら著，永安幸正他監訳：生命医学倫理．成文堂，2007．

行動制限最小化

1. 行動制限とは

● 精神科病院では、精神保健福祉法に則り、行動制限（隔離・身体的拘束・通信・面会の制限）を行うことがある。

2. 行動制限最小化看護

● 行動制限は、医療または保護のために行う。しかし、その後の回復過程への影響や、トラウマ体験を形成する可能性を考えて、最小化を図る。

● 原因となった行動ではなく、その行動に至った患者の思いを理解し、共感・支持的態度で接する。

● 行動制限を受けなければならない患者の心理面を理解する。その必要性やこれから行う治療内容や見通しについて繰り返し説明を行い、不安の軽減と患者の理解と協力を得る関わりを行う。

● 患者の訴えに真摯に対応し、軽視したり曖昧な返答をしない。

● 適度な距離と威圧的にならず、落ち着いた口調で会話をする。

● 接触の際には、何を行うのかを丁寧に説明し、可能な限り患者の同意を得てケアを行う。

● 危険物となりうる可能性のあるものを判断・除去し、頻回に巡視をして安全を守る。

● セルフケアを保つ支援を行う。

● 治療に協力してほしいことや回復を支援する者であることを繰り返し伝える。

● 再び行動制限をすることにならないように早期の予防的介入と環境調整を行う。

3. 行動制限解除後の看護

● 行動制限について患者と振り返り、今後の対処方法について話し合う。

[大谷須美子]

院内感染

1. 精神科における院内感染

- 精神科はその患者や施設の特殊性から、アウトブレイクが発生しやすい。
- 患者の特殊性は、「①自己衛生管理が不十分、②長期入院（私物管理や環境整備が困難）、③行動制限への協力が得られない」[1] 等がある。
- 施設の特殊性は、「①閉鎖的環境（窓が開きにくい、ドアが多い）、②感染症に秀でた専門スタッフが少ない」[1] 等がある。

2. 基本となる院内感染対策

- 精神科の対策は一般科病院と基本的に同じである。
- 標準予防策を実施すると共に、対象の病原体に応じて感染経路別予防策（空気予防策、飛沫予防策、接触予防策）を行う。

1) 標準予防策

- 「すべての患者の血液・体液、分泌物、排泄物は感染の危険があると見なす考え方」[2] であり、基本的にこれらに触れたら手を洗う、触れそうな時には手袋、マスク、エプロンなどの個人防護具を使用してケアに入る。
- 目に見える汚れがある場合は、石鹸と流水による手洗いをする。そうでない場合は手指消毒剤で消毒する。
- 平時でも特に頻回に使用する個人防護具である手袋は、患者ごとに交換する。
- 同一患者であっても別の処置を行う場合は手袋を交換する。
- 一患者・一処置につき一手洗いをする。
- 手袋を適切に着脱することが汚染の機会を減らす。

[山本ひかる]

文献
1) 森兼啓太：精神科における感染管理ハンドブック．p2, 4, 大日本住友製薬，2016.
2) 急性期病院における新型コロナウイルス感染症アウトブレイクでのゾーニングの考え方. http://dcc.ncgm.go.jp/information/pdf/covid19_zoning_clue.pdf （2022年3月28日閲覧）

新型コロナウイルス感染症

1. 新型コロナ感染症（COVID-19）とは

- 「ヒトコロナウイルス SARS-Co-2 による感染症であり、発熱、呼吸器症状、倦怠感、頭痛、消化器症状、味覚異常、嗅覚異常等の症状を発症する。」[1]

2. 感染経路

- COVID-19 は主に気道分泌物を介して感染し[2]、主な感染経路は以下の3つである。
① 微小飛沫あるいはエアロゾルの吸入
② 口、鼻、目の粘膜への飛沫の付着
③ ウイルスが付着した手指による粘膜への接触

- 前頁で述べた標準予防策に加え、上記3つの感染経路を断つために、場面に応じて空気感染対策、飛沫感染対策、接触感染対策を行う。

2. 精神科の特徴的な高頻度接触面

- 鍵：定期的に洗浄する。
- ドア：精神科は構造上ドアが多く、頻回に触れるため、日頃から清掃を行う。

3. 陽性が確定している人への対応[2]

- 患者と接する時にはサージカルマスクを着用する。
- 患者がマスクを着用できない場合、介助者は目の保護（ゴーグル等）を行う。
- その他、各所属施設の感染予防対策マニュアルに従って対応する。

[山本ひかる]

文献
1) 厚生労働省：新型コロナウイルス感染症対策の基本的対処方針. 令和4年3月17日変更. https://corona.go.jp/expert-meeting/pdf/kihon_r_20220317.pdf（2022年3月28日閲覧）
2) 一般社団法人日本環境感染学会：医療機関における新型コロナウイルス感染症への対応ガイド第4版. http://www.kankyokansen.org/uploads/uploads/files/jsipc/COVID-19_taioguide4.pdf（2022年3月15日閲覧）

リスクマネジメント

1. 医療安全とリスクマネジメント

- 医療施設では、患者に対し、複数の医療従事者が関わって医療行為を行うため、医療事故が生じやすい。「人は誰でも間違える」ことを前提に、事故を防ぎ、医療安全を高める組織的な体制づくりを行う。
- 2002年の医療法施行規則改正において、病院・有床診療所に、①医療安全管理指針の整備、②医療事故等の院内報告制度、③医療安全管理委員会の開催、④医療安全管理のための職員研修の実施、といった体制整備を行うことが義務づけられた。
- リスクマネジメント（危機管理）は、事故やニアミスの報告制度等からリスクを把握し、重大性や頻度を評価し、組織やシステム上の要因を分析し、対応策を決定・実施、行った対応策の評価までのプロセスを組織的に行うことである[1]。

2. インシデント・アクシデント・医療過誤

- インシデントとは、誤った医療行為などを実施前に発見することや、実施したとしても結果として患者に影響を及ぼすに至らない、すなわち「ヒヤリハット」事例である。
- アクシデント（医療事故）とは、医療の場で発生する人身事故一切をいい、医療従事者が被害者である場合や患者が廊下で転倒した場合なども含む。
- 医療過誤とは、医療事故の発生の原因に、医療機関や医療従事者に過失があるものをいう。
- 職場におけるリスクを把握し、医療安全を確保するための改善策を講じるために、状況を速やかに正しく記録する「インシデント・アクシデント・レポート」の作成とその分析を行う。

3. 精神科におけるリスクマネジメント

- 精神疾患患者では、幻覚や妄想、抑うつ状態等の精神症状があり、自殺、自傷他害等が生じやすい。また脳神経系の疾患や向精神薬の作用による感覚機能の低下、筋力・運動機能の低下によって、転倒・転落、誤嚥・窒息などを生じやすい特徴を持つ。
- 精神科病床では医療法における医師や看護師の人員配置が一般病床よりも低い基準となっており、閉鎖病棟、隔離室といった特殊な医療環境も、事故が生じやすい要因になる。

- 精神科における医療事故では、自殺、自傷行為、他害行為、転倒・誤嚥、窒息、無断離院、隔離・身体拘束中の事故、突然死、身体合併症、誤薬、医療機器の誤操作等がある。
- 精神科の看護業務に関連した医療事故としては、抑制帯を使用した拘束による神経麻痺・運動障害・肺塞栓症・死亡事故、浴室での溺死、入浴等での火傷、転倒・転落による怪我や死亡、食事中の誤嚥・窒息、飛び降りなどがある。
- 院内感染拡大や感染症医療事故等を予防することも、医療安全における重要な課題である。

4. ハイリスク者に対する対応

- 個別的な患者の情報を把握すると共に、嚥下機能、認知機能、転倒・転落リスク、自殺リスク、暴力リスク、肺塞栓症リスクなどを客観的に評価することができるアセスメントシートを用いてハイリスクの患者を発見し、危険度に応じた予防策を事前に講じる。
- 事故を未然に防ぐための標準化した看護マニュアルや対応マニュアル、標準予防策（スタンダードプリコーション）、感染マニュアル等を整備し、看護チームでもれなく統一したケアを行う。

［濱田由紀］

文献
1) 松下由美子他編著：ナーシング・グラフィカ看護の統合と実践②医療安全. 第4版. p17. メディカ出版. 2021

精神科看護管理
―基準看護・精神科特例・診療報酬・看護師配置

1. 精神科における看護管理

- 看護管理者は安全な治療環境の提供と組織目標を達成するために人的・物的・経済的管理を様々な情報・法的根拠を基に管理する。
- 病院運営は様々な関連法と通知などをもとに実行する。加えて精神科では精神保健福祉法を遵守し、人員配置は精神科に適用される基準に則る。

2. 看護師の人員配置基準と根拠

- 看護師配置数は、医療法・医療施行規則による基準（標準）と、健康保険法に基づく診療報酬制度の入院基本料算定の条件として定められている。

1) 医療法・医療施行規則による基準（標準）

- 医療法・医療法施行規則では、医師、歯科医師、看護師等の員数の標準を定めている。
- 精神病床では一般病床よりも少ない人員配置でよいとされる「精神科特例」が通知・適用されてきた。

	精神病棟	
定義	精神疾患を有する者を入院させるための病床	
人員配置標準	1) 大学病院	1) 以外の病院
	医師 16：1 薬剤師 70：1 看護職員 3：1	医師 48：1 薬剤師 150：1 看護職員 4：1

2) 健康保険法に基づく診療報酬制度の入院基本料算定の条件

- 入院基本料算定の条件として看護師の人員配置がある。
- 精神病床では、病棟機能により 10：1 から 30：1 の人員配置基準が定められている。

［大谷須美子］

院内教育

1. 経験学習の仕組みを基盤にする

- 院内教育の究極の目標は、経験から学ぶ力を持つ看護師を育むことであり、このために、看護師のケアへの動機づけと主体性の育成をする。
- OJTとOff-JTの組み合わせの中に、きっかけとポジティヴな実感を相互に設定すると、学習者は主体性と学習活動を獲得するようになる。
- ポジティヴな実感とは、現場でのケアの営みを通した患者の回復、反応や変化による驚きや喜び、チームの仲間との一体感、達成感等であり、これは成長できた感覚や仕事へのやりがいをもたらす。
- 院内教育は、経験学習の仕組みを基盤とする。
- 経験学習は、体験それ自体よりもそれを「どのように理解して意味づけるか」という内的経験に重きを置く。

2. 現場でリフレクションサイクルをまわす

- コルブは、経験学習を「具体的な経験が変容された結果、知識が創出されるプロセス」と定義し、「具体的経験−リフレクション−概念化（教訓）−新しい状況への適用」の4つのステップからなるサイクルの繰り返しによる学習モデルを提唱した[1]。
- これは、現場での「ひっかかった経験」を書き留め、なぜひっかかったかについて振り返り、言葉にする過程で、学んだことを明確にし（概念化）、それをさらに現場で応用することである。
- 看護師は、チームの中でケアについて互いに教え合い、学び合っている。1人1人が経験学習の理論から理解できるように支援し、現場のチームで経験学習のサイクルを実現できる体制を敷き、継続することで、実践知の共有と拡張が促進する。

[山内典子]

第3章　精神科看護師の役割と機能、管理

文献
　1）Kolb DA：Experimental Learning：Experience as the Source of Learning and Development. pp33-36, Prentice Hall, 1984.

離職防止

1. 看護師の経験別の支援のポイント

- 新人看護師の継続理由には、看護師としてのやりがいや自覚、同僚との励まし合い、先輩看護師への尊敬の気持ち等があり、看護を実感できるような支援、ピアサポートの場の調整や実践のロールモデルの存在が必要である。
- メンタルヘルスで課題を抱える新人看護師には、相談体制の整備と提示、労務調整、ストレスマネジメント習得の支援、をする。
- リアリティショックは「理想と現実のギャップの衝撃を受けること」であり、離職の要因となりうる。
- 新人看護師に限らず、状況や環境の変化により誰もが経験する可能性があり、卒後の教育を継続し、職場環境の見直しや改善を行う。
- 中堅看護師には、裁量度の高い役割や適度な課題により自己効力感や自尊感情、意欲を高めることでレジリエンスを発揮できるように支援する。
- 中途採用の看護師には、既存の能力を活かし、気持ちの折り合いをつけられるよう、その人の熟達度や個々の経験・能力に応じた支援を行う。

2. 心理的安全性の高い職場づくり

- 急変や医療事故など予期しない出来事に伴う大きな不安と混乱は、トラウマ体験となり当事者を離職に追い込むことがある。直後は苦しさを1人で抱えないように、また休息を促すなどいったん出来事から距離を置けるように配慮する。
- 職場の心理的安全性（話しやすさ、助け合い、挑戦、新奇歓迎）を高めることが、バーンアウト、離職意向の低減につながる。
- 心理的安全性の高い職場は、スタッフ1人1人が尊重されていると実感できるため、コミュニケーションを積極的に交わし、活動が活発になる。

3. 感情労働によるバーンアウトの予防

- 感情労働はバーンアウトを促進する。感情労働により自分らしさを見失わないよう、マインドフルネスの技法等により、ありのままの感情経験に目を向け、受け入れる力を持てるように支援する。

[山内典子]

看護サービス提供方式

1.　看護サービス提供方式

- 医療施設において、患者・家族に対して安全・安心・効率的・効果的に看護ケアを提供するためのシステムのことである。
- 医療施設の規模、特徴、入院患者の特性、治療内容、看護単位構成員の経験年数・能力などを鑑み適用・選択する。
- 精神科病院の場合、同一医療施設内で、精神疾患を有するという共通の条件下でも、病棟の特徴・役割機能や人員配置基準により、看護単位（病棟）ごとに看護サービス提供方式が異なる場合がある。

2.　看護サービス提供方式の種類

1)　機能別看護方式

- 看護ケア上必要な業務（検温、処置など）を分類して、その日の勤務看護師に分担して実施する。

2)　受け持ち看護方式

- 1人の看護師が1人から複数人の患者を受け持ち、看護計画立案・看護ケア実施などすべての看護業務を行う。

3)　チームナーシング

- 看護師、准看護師、看護補助者といった異なる能力を有する構成員でチームを作り、チーム単位で一定数の患者を受け持ち、看護サービスを提供する。

4)　その他

- 固定チームナーシング、プライマリーナーシング、モジュール型プライマリーナーシング、パートナーシップナーシングシステム、セル看護提供方式という看護サービス提供方式がある。

［大谷須美子］

看護記録

1. 看護記録とは

- 看護実践の一連の過程を記録するものである。
- 看護記録は、適切な看護提供状況を証明する。医療法などで規定され、診療報酬上の施設基準や算定要件を満たしていることを示す。

2. 看護記録の方法

- 看護記録は「患者基礎情報」「看護問題リスト」「看護計画」「経過記録」「看護サマリー」がある。
- 看護記録の種類には、SOAP方式、フォーカスチャーティング（DAR方式）、経時記録がある。

3. 看護記録の記載と記載上の留意点

- 事実（実施したこと、観察したこと）を正確に記載する。推測で書かない。例えば、患者が事実にない発言をしたとしても、患者が発言した内容をそのまま記述し、「妄想を言っている」と決めつけた表現で記載しない。
- 記録の重複や転記を軽減する。
- 記録は遅滞なく適時の記録を行う。
- 看護実践内容と時間を正確に記載する。
- 看護師の責任範囲を越えた内容を予見して記載しない。
- 他者が理解できる記述内容で簡潔に記載する。
- 略語は施設内で統一して決めた用語を使用する。
- 内容を訂正する場合は、訂正前の内容、訂正者、訂正日時がわかるようにする。記録の改竄ととられかねない修正液の使用や塗りつぶしは行わない（電子カルテの場合、訂正・削除した履歴が残るシステムである）。

4. 守秘義務と個人情報の管理

- 守秘義務が規定されている。看護実践のための基礎情報収集や日々の看護実践で知りえた内容を他者に漏らさない。
- 個人情報として、守秘・セキュリティを徹底する。

[大谷須美子]

外出

1. 病院内の外出（散歩）

- 散歩をすることは心身共にリラックスし、適度な運動になり、季節を感じる体験になる。さらに、入院中の生活リズムを維持する上でも治療的な意義があるので、患者が散歩できる機会を用意する。
- 散歩が身体的に負担にならないか、また、刺激が増えることが精神的に負荷にならないかを観察する。
- 看護師が同伴する場合は、見える草花や景色、感じる温度や風などを話題にし、日常的なケアでは話題にしないような他愛もない会話から患者の新たな一面を見る機会になる。
- 万一の事故に備えて出棟時の服装などを確認する。

2. 病院外への外出

- 外出は、気晴らし、買い物、手続き、娯楽、飲食、面会、通学・通勤、受験・面接、入社・試験などの多様な目的があり、患者にとって入院中の生活と社会生活とをつなぐものである。
- 乗り物を利用する、金銭を使用する、そして目的を達成する、など治療効果を確認することがあり、目的が達成できればその体験が患者の自尊心の向上になる。
- 外出中に不安が強まる、などの精神症状が出現する場合に備えて、頓用の薬を持参する、すぐに帰院する、など対処法を事前に話し合う。
- 外出の手続きは施設ごとに異なる。一般的には、外出申請書があり、申請年月日、患者氏名、日時、行き先、連絡先、目的、所持金などを記載し、事前に主治医と看護責任者の承諾を得る。
- 帰院したら、外出の目的が達成できたのかを話し合う。患者が対処したことや工夫したことがあればそれを肯定的に評価する。そして、次の外出の目標を話し合う。段階を踏んで外泊を計画することにつなげ、やがては退院するための道筋を見出す。

[藪下祐一郎]

外泊

1. 外泊の意味

- 外泊は、退院前の準備として重要な意味を持つ。
- 入院中にできていたことが外泊でも継続できるか、を試す機会である。例えば、薬の服用、就寝時刻、日中の活動、家族との交流、依存症の患者であれば依存物質の回避、など生活に乱れが生じないかを試みる。
- 外泊前に患者と外泊の目的を話し合う。

2. 外泊前の関わり

- 施設により異なるが基本的には外泊許可願に、日時、目的、行き先、連絡先、同伴者、所持金などを記載して、主治医、看護責任者の承諾を得る。
- 定期の薬の他に頓服薬を用意する。
- 病院の連絡先がわかるようにし、何かあった場合は連絡することを伝える。
- 精神症状の悪化を含めトラブル発生時は、予定前に帰院するよう伝える。
- 予測される不安要因や、問題に直面した場合にどう対処できるか、いくつかの方策を話し合う。
- 外泊は、様々な負担を強いることになるので、外泊前の様子を確認する。
- 出棟直前の精神的・身体的状態から最終的に外泊の可否を判断する。

3. 帰院後の関わり

- 外泊時に気になった出来事や困り事などは、退院後の生活や躓きをイメージする上で貴重なヒントになる。
- 外泊時に使用した頓服薬の情報などを確認して、次回の外泊に役立てる。
- 外泊の目的が達成できたか、困難な場面はなかったか、対処方法が役立ったかを話し合い、次回の外泊の目的を設定して退院への準備を進める。
- 家族が同伴で帰院した場合は家族の話を聞く。
- 外泊時の連絡表を家族に記載してもらう場合は、家族の記録を参考にして話し合う。

[藪下祐一郎]

許可のない外出・外泊

1. 精神科における許可のない外出・外泊
- 主治医の許可や所定の手続きを経ずに、患者の所在が確認できない時は無断離院になる。
- 精神保健福祉法第39条は「自傷他害のおそれがあるもの」が無断離院をした際には、無断退去者として所轄の警察署長に通知するとしている。

2. 許可のない外出・外泊のパターン
- 許可のない外出・外泊の理由は、主に、①認知症等自身の理解力が低い、②許可が必要なことを知らなかった、③いけないとわかっていながら故意に、意図的に行った、④鍵が開いているなどの管理不備があった、などである。

3. 許可のない外出・外泊時の対応
- 上記39条に該当しているかどうかを医師に確認した上で、患者の能力や自宅の場所、金銭所持の有無、家族状況、同様の出事事がなかったかを確認する。
- 病棟内、病院内のホットスポット（過去自殺が発生したなど危険な場所）、次いでできる範囲で病院周辺や心当たりがあればその場所を捜索する。
- 発見した際に患者を追いかけることは交通事故等の危険があるので、遠くから静かに声をかける。

4. 許可のない外出・外泊に対する医療者の姿勢
- 帰院後、患者が許可のない外出・外泊をした理由を聞く。患者の要望がかなえられていないのであれば、病院の決まり事や規則を患者と話し合い、必要があれば改善策を話し合う。
- 帰院時は無事で安心した、心配していたという看護師の気持ちを伝える。
- 日頃から、退院したら何をしたいか、どこに行きたいか、頼れる人は誰かなど患者と話し合う。
- 許可のない外出・外泊は、患者の安全、時には地域住民の安全が脅かされるので、許可のない外出・外泊に至った過程を振り返り、必要な対策を講じる。
- 許可のない外出・外泊は、病院全体で対処し責任を負うものなので、院内で対応マニュアルを作成する。

[藪下祐一郎]

死亡時

1. 精神科と死

- 精神障害者の死は突然訪れることが多い。
- 要因は、自殺、突然死（アルコールや薬物などの物質依存・摂食障害などの身体合併症に対する不十分な治療・看護、生活習慣病に起因する身体疾患、多剤併用による心不全や多臓器不全、身体拘束解除後の深部静脈血栓症、水中毒に起因する低ナトリウム欠症、など）である。

2. 終末期患者の死

- 終末期の患者は、例えばどのような治療を受けたいのか、どこで最期を迎えたいのか、など自分の人生の最終段階について明確に意思表示できない場合がある。看護師は、患者に寄り添い話し合いながら、その人らしい最期を迎えられるサポートを行う。

3. 自殺

- 精神科の自殺は、人口10万人に対して、通院100.5人、入院152.3人で、一般人口よりも高く、入院患者では、男女差はなく、年代も大きな差はなく、疾患別には統合失調症と気分障害が特に多い[1]。
- 自殺予防には、日常の患者との会話や様子を把握し、多職種専門家で情報共有する。
- 自殺の発見者はトラウマ体験になりやすい。発見者に対して精神的サポートを行う。
- 入院中の自殺は、検視が必要な異状死として警察に届け出る義務がある。
- 残された家族は、唐突な別れに悲しみや喪失感、なぜ自分を置いて死んでしまったのかという疑問や怒りなど様々な感情から危機的状況に陥りやすい。
- 看護師は、直接的なサポートや、自助グループを紹介するなど多方面にわたる継続的なサポートを行う。
- 自殺ということが他の入院患者にも波及するので、看護師は、心の奥には複雑な心情があってもそれを乗り越えて平静な気持ちを取り戻し、冷静な対応と通常と変わらないケアを行う。

[藪下祐一郎]

文献
1) 大類真嗣ら：精神科医療機関における自殺の経験および自殺予防に役立っていると考えられる取り組み．精神経誌，114（12），1420-1427，2012.

人権擁護

1. 人権とは

● 国連は「世界人権宣言」(1948年採択) において、すべての国のすべての人が享受すべき基本的な市民的、文化的、経済的、政治的および社会的権利を規定している (以下、一部抜粋)。

・生存、自由、身体の安全に対する権利
・自己の私事、家族、家庭もしくは通信に対して、恣意的に干渉されない権利
・移動の自由、避難する権利、国籍を持つ権利
・思想、良心および宗教の自由、意見と表現の権利
・健康と福祉に十分な生活水準を保持する権利

2. 精神疾患・精神障害のある人の人権問題

● 精神疾患や精神障害がある人々に対する私宅監置、医療機関等での虐待行為が報告されてきた。

● 長期入院を強いられる、社会活動への参加の機会を奪われる、ことが生じやすい。

● 精神科医療において、精神保健福祉法による非自発的入院制度や隔離・拘束を含む行動制限が定められており、身体的自由や自由意志の侵害を受ける。

● 精神疾患や精神障害に対する偏見や差別は私たちの社会や文化の中に根強く存在している。

3. 精神疾患・精神障害がある人々の人権擁護

● 障害者権利条約、障害者虐待防止法、障害者差別解消法が、虐待防止や差別禁止を定めている。虐待を発見した人は、市町村 (または都道府県) への通報義務がある。

● 非自発的治療を行う場合は、①最も制限の少ない手段を選ぶ (自由最大化原則)、②最も統合的な環境で処遇する、③患者の最善の利益を守る、④患者の意向や嗜好を尊重する、⑤可能な限り対人コミュニケーションの働きかけを行う、ことを順守する[1]。

[濱田由紀]

文献
1) 関東弁護士会連合会編：精神障害のある人の人権. pp23-28. 明石書店, 2002.

安全

1. 安全とは

- 安全は危険がない状態であり、精神医療の場では、以下のことに配慮する。
- ・物理的環境が安全であること：例えば、火災が発生しない、温度が適切に保たれている、異臭がしない、水漏れがない、不要な段差や坂がない、プライバシーが保たれる、など
- ・治療看護が安全であること：例えば、配薬・配食・検査の間違いがない、過剰な薬物療法・不要な身体的拘束や隔離・不適切な治療がない、など
- ・対人関係が安全であること：例えば、威圧的および再トラウマとなるような医療者の言動がない、話しやすい雰囲気がある、医療者にいつでも相談できる、など
- 安全は、トラウマインフォームドケアの6つの原理の2番目にあり、精神医療・看護の場で重要な要素である。

2. 生命・財産の安全

- 精神障害者は、時に病状により自らの生命を危険にさらす、あるいは他者の安全を脅かすことが起こり得る。
- 現実的、健康的な判断力が病により一時的に犯される場合は、患者と他者の安全を医療者が守る。
- 精神障害者は、現実生活から長期間離れている、情報がない、自己主張できない、相談の仕方が分からない、事務的な手続きをする力が不足する、等により、自らの権利や財産を失う危険に遭うことがある。
- 医療者は、可能な限り患者の自己決定を尊重し、擁護者となり適切な人材につなげる役割を取り、当事者の権利や財産の安全を守る。

［川野雅資］

鍵の管理

1. 精神科における鍵の意味

● 精神科の医療機関は、「鍵」を多く使用している（病院の玄関、病棟の出入り口、風呂場、管理棟の部屋、各種治療室、検査室、倉庫、物品庫、職員の更衣室、食堂、院庭の出入り口、隔離室、など）。

● 鍵は患者の安全を守り、不要な入室を回避し、盗難防止、そして物品などの管理のために使用する。

● 閉鎖病棟で鍵は職員だけが持つもので、長く権威の象徴と言われてきた。現在においても、患者に心理的圧迫感を与えることから患者の前で不用意に目につくように扱わない。

● 過去の入院時に隔離を経験した患者は鍵に対するトラウマを持っている場合がある。看護師はそのような患者の想いに細心の注意を払う。

2. 鍵の紛失

● 鍵の紛失は、病院の安全が守れなくなり、患者が許可なく病院を離れるなど重大な事故を招くリスクがある。鍵の所在が不明な場合は管理者に報告し、心当たりを探す。

● 職員ネーム（名札）と電子錠が一体になったものがある。それらも基本的には鍵として取り扱う。

3. 感染対策と鍵

● 接触感染を引き起こす感染症に対して、鍵が感染の媒介になる可能性がある。勤務帯ごとなど手洗いと共に鍵も洗うことで感染予防を行う。

4. 鍵の開閉時間

● 鍵の開閉時間が患者の生活をしづらくしている場合がある。

● 患者の意向と職員の人員配置や業務との間で調整が困難になることがあり、職員が自分たちの都合で鍵の開閉の時間を決めている場合は、トラウマインフォームドケアの視点を持って患者と話し合い合理的な解決をする。

[藪下祐一郎]

地域移行機能強化病棟

1. 地域移行機能強化病棟とは

- 地域移行機能強化病棟とは、当該保険医療機関に1年以上入院している患者または1年以上に及ぶ可能性がある患者に対して、退院後に地域で安定的に日常生活を送るための訓練や支援を集中的に実施し、地域生活への移行を図る病棟である。
- 2016年の診療報酬改定により新設され、長期入院の精神疾患患者の退院支援や精神病床の削減を行う。
- 基準を満たすことにより、地域移行機能強化病棟入院料として、1日1539点を算定することができる。
- 医療機関全体で1年当たり、当該病棟の届け出病床数の5分の1に相当する数の精神病床を減少することが求められる。

2. 職員の配置

- 常勤精神保健指定医、看護職員、作業療法士、精神保健福祉士、看護補助者の多職種で構成する。
- 退院支援部署を設置し、専従の従事者を1名配置する。
- 入院患者1名につき退院支援相談員を1名以上指定し配置する（退院支援相談員1名が同時に担当する患者数は20名以下）。

3. 長期入院患者の特徴

- ・入院生活以外の生活を考えられない
- ・家族が「一生入院させてほしい」と望む
- ・退院先（住居）がない
- ・自分の病気や薬に関する知識が乏しい
- ・生活に必要なスキルが不足している

4. 地域移行機能強化病棟で行う支援

- ・月に1回以上の退院支援委員会を開催する
- ・保健所、市町村、相談支援事業所と連携する
- ・ピアサポーターを活用する
- ・退院後の医療、生活に必要なスキルを確保する、など

[大西恵]

画像検査

1. コンピューター断層撮影（CT：computed tomography）

- X線吸収値の差を利用し画像化したもの。空気が−1000、水を 0 として相対的に表現する。空気を黒色、血液や臓器を灰色、骨を白色で描出する。
- 検査が禁忌な疾患は少なく、MRI より短時間で実施できる。
- 脳血管障害、頭部外傷、脳腫瘍などを疑う場合に実施する。
- 病変部の差を明確にするには、造影剤を用いた造影 CT を行う。

2. 磁気共鳴画像法（MRI：magnetic resonance imaging）

- 人体の水素原子が磁気に共鳴し、その振動エネルギーを画像化したものである。
- 放射線被爆がないことが利点である。
- 水分の多い脳などの組織に威力を発揮し、造影剤なしで血管の画像を得る。
- 目的の組織や病変を強調するためにエコー信号の緩和時間を利用した T1 値、T2 値がある。

1）T1 強調画像

- 水が黒（低信号）、脂肪は白（高信号）、脳組織は皮質と神経核は灰色、白質は白で解剖学的な変化を判断する。

2）T2 強調画像

- 脳脊髄液は白（高信号）、白質は灰白質よりも黒く（低信号）、T1 画像と逆の描写になる。
- 頭部外傷、脳腫瘍、脳血管疾患などの脳器質性の変化の有無が確認できる。
- 脳梗塞発症直後は CT 画像が不明確なため、MRI を適応する。

3）FLAIR（fluid-attenuated inversion recovery）法

- 高信号を抑制する撮影法で、脳溝近くの高信号病変が検出しやすく T2 画像と類似している。

4）拡散テルソン撮影法（DTI：diffusion tensor imaging）

- 大脳白質における水分子の拡散運動を捉え軸索線維の走行を可視化する。超急性期の脳梗塞の診断に非常に有用で救急医療で活用。脳腫瘍の診断にも有用である。

[千英樹・境美砂子]

血液検査

1. 精神疾患が身体に及ぼす影響

- 精神状態と身体疾患は密接な関係があり、治療を実施する際に血液検査が必須である。
- 臓器変化には、生理的（年齢・運動・精神的興奮・不整脈）と、病的（感染症・悪性腫瘍・炎症）がある。
- 血液検査は身体状態や向精神薬の副作用の有無を調べる時に有用である。

2. 精神科で実施する主な血液検査

- ・一般的検査（白血球数、赤血球数、血小板数、ヘモグロビン）
- ・生化学検査（アルブミン蛋白分画、BUN、AST、ALT、γ-GTP、ALP、CK、FBS、Na、Cl、Fe）
- ・免疫学的検査（CRP、HIV、HTLV-I、HTLV-II、TPHA）
- ・内分泌検査（TSH、FT_3、FT_4）

3. 抗精神病薬の副作用の予防

- ハロペリドールは、乳汁分泌の恐れがあるため、プロラクチン血症の検査をする。
- オランザピンは、血糖値の上昇を判断する。HbA1c値から約2か月間の平均血糖値（mg/dL）= 28.7 × HbA1c − 46.7 が予測可能である。
- クロザピンは、骨髄での顆粒球産生を調べて白血球減少を予防する。
- 炭酸リチウムと抗てんかん薬の中毒症状には悪心嘔吐や手指の振戦があり、意識障害に発展するため定期的に血中濃度を測定する。肝機能障害とアンモニア値の異常や過敏反応に注意する。
- 悪性症候群は、白血球増加、CK（クレアチニンキナーゼ）の上昇を調べる。

4. 精神疾患と血液データの関連性

- 水中毒はNa値を測定する（基準値136〜148 mEq/L）。
- 摂食障害の栄養状態の目安としてアルブミン値を確認する（基準値4.5〜5.5 g/dL）。
- アルコール依存症では再飲酒によるγ-GTP値の変化を調べる（基準値8〜50 IU/L）。

[千英樹・境美砂子]

脳波検査

1．脳波検査の目的
● 脳からは神経細胞に小さな電流が流れているので、その流れを頭部に付けた電極でとらえ波形を記録し、脳の活動を検査する。

2．脳波検査の方法
● 頭皮にアルコール綿または専用のクリームを付け電極を装着する。
● 光刺激、深呼吸、目の閉眼、睡眠時等の脳波を記録する。
● 解離性症状とてんかんの鑑別する時に発作時の脳波をとる。長期間ビデオの撮影をする。

3．脳波の分類
● 脳波の正常はアルファ（α）波（9～13Hz 未満）が主体で、普通徐波はほとんどない。徐波は、デルタ（δ）波（0.5～3Hz 未満）、シーター（θ）波（4～7Hz 未満）が散発している状態をいう。
● 徐波はα波より周波数が低いという意味で軽度の脳機能低下を考える。てんかん、脳腫瘍、器質脳疾患等を疑う。
● てんかん脳波は、棘波（Spike）と鋭波（Sharp wave）に伴い、徐波が連合して起こる。欠神てんかん（一時的に意識がなくなる）の脳波は正常であるが、全般的に棘徐波が複合的に連発する。

4．脳波検査の注意事項
● 検査時間は1時間程度かかるのでトイレをすますように声をかける。
● 検査による痛み、苦痛はない。通常通り薬を服用するが医師の指示に従う。
● 睡眠時の脳波検査はてんかん性異常が検出されやすくなる。検査終了後、ふらつき、眠気が出やすいので転倒に注意する。
● 電極を付けた際、接着剤（ペースト上）を使用しているため終了後は、お湯でふき取る。
● 脳波中にけいれんを起こすことがあるので救急対応できる準備をする。

［福田浩美］

脳血流量検査

1. 脳血流量検査
- 神経活動は酸素を用いてグルコースを解糖する代謝活動を伴う。
- 活動部分は脳血流が増大するため、脳の神経活動を知ることができる。

2. 検査の種類と内容
1）核医学検査
①単一光子放射断層撮影：SPECT（single photon emission computed tomography）
- 特定の組織と結合する化合物（リガンド）とマーカーとなる放射性同位体が融合したトレーサーを静脈内に投与し、トレーサーが発するγ線を断層撮影する。神経伝達機能を評価し、てんかんの焦点部分を特定する。

②ポジトロン断層法：PET（positron emission tomography）
- ポジトロン（陽電子）を発生する放射性同位元素を含んだ物質などとブドウ糖（FDG）を体内に投与して、細胞に集中したブドウ糖を画像化する。統合失調症のドパミン神経障害とうつ病におけるセロトニンの受容体結合能の異常の発見に用いる。

2）MRIを利用した脳血流量検査
①磁気共鳴機能画像法：f-MRI（functional MRI）
- 神経活動に伴い発生するヘモグロビンの酸化度の差異を脳血流量の変化として描出する。うつ病や心的外傷後ストレス障害などの病態像を把握する。

②MRA（MR angiography）
- 血管にフォーカスした血管画像であり、造影剤なしで撮影する。

③MRS（MR spectroscopy）
- 脳の特定部位に存在する物質（コリンや乳酸など）の動態を計測する。代謝性疾患、認知症、脳腫瘍やてんかんの診断に用いる。

3）光トポグラフィー検査
①NIRS（near infrared spectroscopy）
- 生体透過性の高い近赤外光により血流や酸素の代謝を測定し、脳機能を画像化する。放射線や磁場を利用せず侵襲性が少ない。2014年に「うつ症状の鑑別診断補助に使用するもの」として保険適応になる。

[千英樹・境美砂子]

心理検査

1. 心理検査の目的
● 対象者の能力や発達水準、性格特性、症状などを客観的科学的に数量評価するために用いる。
● 科学的測定法であり、客観性・信頼性・妥当性が求められ信頼性係数（γ）が 0.7 以上である。

2. 心理検査の方法
● 面接や行動観察、第三者からの情報、医師の診察や医学的検査の結果などの方法がある。

3. 心理検査導入のメリットと限界
● 結果を数値で示すため、面接などで判別がつきにくい対象者の性格特徴を正確に把握できる。限界は、質問紙調査では回答を意図的に歪められることにより正確な結果が得られない、心理検査に表れない特徴が面接で表れることである。検査実施時は、対象者の検査に対する不安や緊張感を和らげる。

4. 心理検査の種類
● 課題に取り組んだ際に最大となる処理能力を測定する知能検査・発達検査と、日常生活上で典型的に示す特徴を捉える人格（パーソナリティ）検査がある。

1）知能検査・発達検査

①ビネー式知能検査

● あらかじめ年齢に見合う課題を年齢ごとに用意し、どの年齢の課題までできるのか調べ、結果は精神年齢（IQ）で示す。

②ウェクスラー式知能検査

● 全検査 IQ、言語性・動作性 IQ と 4 つの指標（言語理解、知覚推理、ワーキングメモリ、処理速度）の指数を算出する。227 頁参照。

2）人格（パーソナリティ）検査

①質問紙法

● ミネソタ多面人格テスト（MMPI）、Y-G（矢田部 - ギルフォード）性格検査、新版 TEG Ⅱ（東大式エゴグラム ver. Ⅱ）などがある。

②投影法

● ロールシャッハテスト（インクのしみを見て何に見えるか、その反応から人格を測定）、描画テスト（バウムテスト）、文章完成法（STC）などがある。

③作業検査法

● 内田クレペリン検査などがある。 ［境美砂子］

神経心理学的検査

1. 神経心理学的検査の目的

- 診察・診断の補助、診断と検査結果の相違を検討する。脳の損傷、認知症の言語・思考・認知・記憶・行為・注意の機能を数値化（定量的・客観的）して評価する。

2. 神経心理学的アセスメント

- 心理学的機能と精神活動の障害を同定し、脳機能の生物学的指標との関連を確定する。結果はリハビリテーションや治療計画・介入の効果を判定する。

3. 精神疾患への導入と適応

- 対象者の背景・情報（結果の影響要因）を確認する。検査前に、発症前の教育水準、家庭環境、職業歴、既往歴、薬の用法・用量を、検査直前に、意識水準を、確認する。

4. 神経心理学アセスメント導入のメリット

- 診断・治療のための多職種（医師、看護師、公認心理師、作業療法士、精神保健福祉士など）相互の理解や、対象者および家族の説明に有用である。また、観察から得た情報と神経心理学の知見を応用する。

1) 認知症

①知能

- ミニメンタルステート（MMSE）検査は、見当識や計算力、図形の描写力を、コース立方体テストは、積み木を使い視空間認知や知能を、レーヴン色彩マトリックステストは、カラーの図柄から欠如部分のピースの選定などを、評価する。224 頁参照。

②記憶

- 三宅式記銘力テストは 2 つの対の言葉を覚える（聴覚性記憶）。ベントン視覚記銘力テストはイラストや絵を覚えて描く（視覚性記憶）。ウェクスラー記憶テスト（WMS-R）は総合的な記憶を評価する。

③前頭葉機能・遂行機能

- 前頭葉機能テスト（FAB）は前頭葉の評価（6 項目）を行う。時計描画テスト（CDT）は指定された時刻に針を配置するイラストの描画を行う。

2) 統合失調症

①認知機能

- 統合失調症認知機能簡易評価尺度日本語版（BACS-J）は、6 つの課題（言語能力、視覚能力、記憶力、注意力、問題解決能力、運動能力）から構成する。〔一ノ山隆司〕

精神機能評価

1. 精神機能評価の目的
● 精神症状や行動を含む現象の把握をする。

2. 評価尺度の使用
● 精神症状や行動を含む現象の把握に、標準化された評価尺度で信頼性・妥当性を検証するものである。

3. 評価尺度の種類
● 観察者による「症状評価尺度」と「自己記入式質問表」がある。自己記入式質問表は、対象者の読み書き能力により誤読・誤解・誤記など生じる。

4. 症状評価尺度
1) 簡易精神症状評価尺度 (BPRS：Brief Psychiatric Rating Scale)
● 精神症状の全般的機能水準を評価する尺度、217 頁参照
2) 簡易精神症状評価尺度 - 看護者版 (BPRS-NM：Brief Psychiatric Rating Scale Nursing Modification)
● 精神症状の全般的機能水準を評価する尺度
3) 陽性・陰性症状評価尺度 (PANSS：Positive and Negative Syndrome Scale)
● 統合失調症の症状を評価する尺度
4) 躁病評価尺度 (YMRS：Young Mania Rating Scale)
● 48 時間の行動・感情を面接回答からの評価
5) ベックうつ病尺度 (BDI：Beck Depression Inventory)
● 自己記入式質問紙
6) 統合失調患者の主体性に関する簡易評価ツール (SPA-5：Five-item Subjective Personal Agency scale)
● 生活の主体性を測定する自己記入式評価ツール [1]
7) その他
● 機能の全体的評価 (GAF)、ハミルトンうつ病評価尺度 (HAM-D)、長谷川式認知症スケール (HDS-R) は「代表的な評価尺度」220 〜 224 頁参照

[一ノ山隆司]

文献
1) 国立精神・神経医療研究センター：統合失調患者の主体性に関する簡易評価ツール（尺度）の開発. https://www.ncnp.go.jp/up/1586743789.pdf（2022年 5 月 5 日閲覧）

情報収集

1. **精神看護過程の特徴**
   - 回復過程（急性期・回復期・慢性期）で看護目標が異なり、患者の主観的な体験としてのリカバリを目指し、トラウマインフォームドケアを実行する。
2. **精神看護の情報収集**
   - 患者の全体を把握して看護介入を見出すために良い点・ウェルネス・ストレングスの視点で情報収集しアセスメントをする。
3. **情報収集の内容**
   1) BPS（バイオ：bio・サイコ：psycho・ソーシャル：social）モデル
   - 患者の状況を生物学的（bio）・心理学的（psycho）・社会学的（social）な観点から理解する。3つは相互に関連し、複合的に作用しており、患者の弱みではなく、能力・意欲や利用可能な社会資源を重視するモデルである。
   ①バイオ：疾患の現病・既往歴、身体症状、精神・知的機能、検査結果（血液、X線、脳波、CT、MRIなど）、受診・内服状況など。
   ②サイコ：病気・障害の受け止め方、思考やコーピングの特徴、防衛機制、心理的苦痛など。
   ③ソーシャル：家族状況、居住環境、各制度、社会資源、経済状況、キーパーソンや仲間の有無など。
   2) セルフケアモデル
   - 日常生活行動のバランスを維持し生活するための行動とケアの必要な状態、ケア提供システムを説明するオレム看護理論をアンダーウッドが操作・修正し6つの「普遍的セルフケア要件」を示した。
   - セルフケアは個人の健康、安寧を維持するための自己決定を前提とした意図的な行動としている。
   - 情報収集は、①空気・水・食物（薬）の十分な摂取、②排泄物と排泄のプロセス、③個人衛生の維持、④活動と休息のバランスの維持、⑤孤独と付き合い、⑥安全を保つ能力（生命・機能・健康に関する危険の予知）の6つである。
   - この普遍的セルフケア要件にストレングスを踏まえて情報収集しアセスメントする。

[一ノ山隆司]

問題の特定

1. 全体像の把握の方法
● 障害や疾患、症状と他の情報を安易に因果関係とせず、多くの要因が複合的に働いた結果として、事実が「ある」ことを中立的に捉える。

2. 必要なケアの明確化
● アセスメントにより患者の状況が理解できると、看護師の視点で目標設定する傾向にあるが、患者の希望も含めて目標設定をする。
● 急性期には問題解決型の支援が必要であり、患者の心身の健康増進に必要な状態を考える。

3. 情報の分析から判断まで [1]
● 情報を構成要素ごとに分類する（分析）、あるいは部分的情報を全体像に結びつける（統合）。

1) 患者自身の中核が侵されているか
● 患者が意思決定し、行動できる場合は、中核が侵されていない。自傷他害の要因が幻覚・妄想の支配からの行動の場合は、中核が侵されている。

2) 病気の段階（急性期・回復期・慢性期）
● 急性期は症状が強く治療・看護は症状軽減に重点をおく。慢性期は1年以上経過した状態で、回復期には病状の不安定さはあるが健康な部分が出現する。

3) 障害の程度（重度・中等度・軽度）
● GAS（global assessment scale）などを活用する。

4) 今後の見通し、社会的に自立していく可能性
● 患者・家族の課題・問題と持っている力、活用可能な社会資源などを統合して今後の展望を判断する。

5) 日常生活動作能力
● ADL、IADL の視点で日常生活と複数の場面から「できること」と「していること」を判断する。

6) 治療・看護が受け入れられるか、継続できるか
● 服薬・治療の継続、生活リズムの保持から判断する。

[一ノ山隆司]

文献
1) 川野雅資編：精神看護学Ⅱ 精神臨床看護学．第6版．pp48-49．ヌーヴェルヒロカワ，2020.

良い点・ウェルネス

1. 良い点とは

- 患者が今よりさらに良くなりたいという意思表示がある。また生活行動や健康状態に支障を来している段階から、自己コントロールしたい・しようとすることで、生活行動や健康状態が向上している場合は、良い点になる。

2. ウェルネスとは

- 健康を身体的な側面ではなく総合的（身体・精神・社会・環境）に捉えた概念である。診断結果に一喜一憂せず、個々の身体的・精神的状態や社会的・周辺環境との関係を含めて総合的に捉える。人生を豊かに彩るライフスタイルを送る、自己実現を志向している状態がウェルネスである。

3. ストレングスモデルとは

- 個人・家族・地域社会の病気、欠陥、問題、異常、犠牲や障害に着目し、その問題点を抽出し、患者の主体性を軽視するアプローチがある。しかし、精神疾患患者を「障害や疾病による問題のある人」から「強みを持っている人と」と支援側が見方を変えてケアすることを示したストレングスモデルがある。
- ストレングス（strength）は「強み」であり、状況をプラスに変化させる力になる。個人因子（希望・能力・自信）と環境因子（資源・社会関係・機会）があり、病気や弱点ではなく、顕在的・潜在的な力を発揮できる支援につなげるためのアセスメントをする。

4. ストレングスと精神看護

- 急性期のケアに問題解決型の支援は必要であるが、回復期には良い点・ウェルネス・ストレングスを見出してアプローチする。
- 患者・家族の生活様式・価値観を尊重し、主体性、能力が発揮できるウェルネス思考の看護過程が必要であり、問題点ではなく強みに着目し、患者と看護師が共に強みを共有する。

5. トラウマインフォームドケアの視点から

- 精神疾患患者には、トラウマ体験があると理解し、再トラウマ体験を予防するために、良い点・ウェルネス・ストレングスに着目して看護計画に反映させる。

[一ノ山隆司・境美砂子]

看護計画立案

1. 看護計画に必要な配慮

- 患者の同意のもと家族と看護師や多職種の協働により解決を目指す援助の方向性には、SDM（Shared Decision Making）と共同創造がある。
- 健康面に着目し、強み（ストレングス）を伸ばす。

2. 看護計画立案の方法 1)

1) 優先順位の決定

- ①生命を脅かす状況で、迅速な処置が必要、②良い点、③健康に害があるが、緊急ではない、④特定の問題や疾患に直接影響しない、ことに患者の価値観、信念、文化などを含めて全体として捉える。

2) 目標の設定と評価日の設定

- 得られる患者の反応を看護目標に記述する。期待できる患者の変化・反応は、状態、行動、生理的、心理的、生活様式である。また、目標には達成できる時間的枠組みを構造化し、目標の評価後は、情報収集に戻り、看護過程のプロセスを再び進める。

3) 看護計画の具体的記述

- 目標達成するために看護師が行う特有な、実際的な、観察可能な行動の記述である。
- 患者のケアを個別的に、継続して実施する指針になる。他の看護師が、その記述からケアの実際をイメージできるように、正確に伝達する。
- 具体的な行動は観察行動 O（observation）プラン、治療的行動を含む具体的なケア行動 T（treatment）プラン、教育的行動 E（education）プランに分ける。
- 患者の再トラウマ体験を引き起こす事象を観察し、再トラウマ体験を防ぐケアプランを立案する。
- 身体面のケアプランを立案し、そのケアの積み重ねが、心のケアにつながる。

[一ノ山隆司・境美砂子]

文献
1) 川野雅資編：精神看護学Ⅱ 精神臨床看護学．第6版．pp50-51．ヌーヴェルヒロカワ．2020.

精神療法

1. 精神療法とは

- 精神療法は、患者の心に働きかけることにより、患者の不安や葛藤を和らげ、心の負担を軽くし、人格の統合と成熟に向けて援助する。
- 心理療法と同じような意味で用いる。
- 精神療法の共通点
- ・心の問題は成長発達過程での重要他者との対人的な相互作用の結果と考える。
- ・患者と治療者との治療的対人関係が治療の核になる。
- ・患者は現在抱えている問題や人生での様々な体験を治療者と共有しながら、自らの問題に向き合い乗り越えていく。
- ・患者の重要他者との関係が治療者との関係の中で生じる転移現象を治療に活かす。

2. 精神療法のタイプと内容

- 精神療法は、治療者と患者の 1 対 1 の関係の中で行う個人精神療法、治療者と複数の患者を対象に行う集団精神療法と家族精神療法がある。

1) 個人を対象に行う 4 つのタイプの精神療法

①洞察指向的精神療法

- 患者の葛藤を洞察し、重要他者との関係を改善することで症状を軽減する。精神分析療法、催眠療法、ロゴセラピーなどがある。

②支持的精神療法

- 治療者の支持を得ながら患者が不安をコントロールし、問題解決のスキルを身につける。来談者中心療法や患者の強みや長所を生かすポジティブ精神療法がある。

③認知・行動・身体に働きかける精神療法

- 患者の認知の歪みや行動パターンおよび身体面に働きかける。不安や葛藤を排除せず、あるがままの自分を受け入れる森田療法、これまでの対人関係を振り返る内観療法、認知の歪みを修正し問題に対処する認知行動療法、学習した行動を修正する行動療法、リラクセーションなどがある。

④患者の心の表現に働きかける精神療法

- 絵画や陶芸、手芸、音楽、ダンス、演劇などの創作活動を用いて患者の抑圧されている感情を放出する。絵画療法、音楽療法、箱庭療法、子どもを対象にした遊

戯療法がある。

- 円形に並べた椅子に座り、「いま、ここで」（Here and Now）感じたことや思い浮かんだことを感じたままに自由に話し合う。
- 入院患者や外来患者を対象に行う。
- 依存症の集団治療プログラムも集団精神療法の1つである。

- 様々なアクションを用いて行う集団精神療法である。即興劇の形式を用いたサイコドラマ（心理劇）や、身体動作を集団で行うダンス／ムーブメント・セラピーなどがある。

- 患者が抱えている問題は、家族のシステムから生じた問題として対処することを目指した精神療法で家族療法と総称されている。家族の相互作用や関係性に焦点を当てることで、家族が持っている問題解決能力を導き出す。

3. 精神療法と看護

- 精神療法は、患者の不安や葛藤などの心の問題に介入する治療法であるため、患者にとっては過去の苦しい体験を想起し, 怒りや敵意が転移感情として治療者に向けられることがある。
- 転移感情は患者が抱えている未解決な問題であり、そのことから逃れようとする防衛反応である。
- 治療者は、患者の反応から患者に起きていることを洞察し、抑圧されていた感情を支えることで、患者は自らの葛藤に気づく。
- 治療者の過去の人間関係が患者との関係の中で生じる逆転移が起きる。
- 治療者自身も自らの不安や葛藤について洞察を得る。

[多喜田恵子]

薬物療法

1. 薬物療法とは

- 精神科薬物療法は、精神障害をある種の脳神経伝達系の疾患として、より確からしい仮説により想定した治療である。
- 向精神薬は脳の神経伝達に作用しているのであって、生活状況までを改善するものではない。
- 心理社会的な治療・看護が不可欠である。
- 薬物療法のリスクとベネフィットのアセスメントと観察を行う。

2. 抗精神病薬

- ドパミン D2 受容体拮抗作用を有し、ドパミン D2 受容体に対する親和性を共通特性として有する。
- 抗精神病薬は眠ることなく周囲の刺激に無関心になり、抗幻覚妄想作用、鎮静作用、抗自閉・賦活作用(非定型)がある。
- 気分(感情)障害、器質性精神障害、中毒性精神障害など、他の精神障害における同様の症状にも用いる。

3. 抗うつ薬

- セロトニンやノルアドレナリンのトランスポーターに結合し、再取り込み機能を阻害することでシナプス間隙のモノアミンレベルを増加させる作用がある。
- 強迫的な認知の歪みを緩和するという効果の側面から、患者の認知の変化を捉え経過を観察する。

4. 気分安定薬(双極性障害治療薬)

- セロトニンを含めたモノアミン系や視床下部−下垂体−副腎皮質−性腺などのホルモン系の異常、後シナプスドパミン D2 受容体の感受性の亢進を抑制する作用がある。

5. 抗不安薬

- 情動を形成する大脳辺縁系の神経回路網の過活動状態を抑制し、不安・緊張・焦燥感などを取り除き、症状を緩和するのが、γ - アミノ酪酸(γ -aminobutyric acid:GABA)の作用である。この作用を増強するのがベンゾジアゼピン系抗不安薬である。中枢神経を抑制し、抗不安作用、催眠作用、抗けいれん作用、筋弛緩作用を示す。
- 不安症(不安障害)の第一選択は SSRI であり、SSRI は、偏桃体グルタミン酸神経の活動を抑制することによって抗不安作用をもたらす。ベンゾジアゼピン系は補助

的に使用する。
- ●ベンゾジアゼピン系抗不安薬はアルコール使用障害の離脱期にも使用する。GABA受容体の各サブユニットの1つにアルコールの結合部位があり、ベンゾジアゼピンがアルコール様の働きをし、離脱が抑えられる。

6. 睡眠薬（催眠・鎮静薬）

- ●ベンゾジアゼピン誘導体およびその類似薬
- ・抗不安薬と同様にγ-アミノ酪酸（GABA）の作用を増強することで催眠・鎮静作用を示す。
- ・バルビツール酸誘導体は視床および上行性脳幹網様体レベルに作用、中枢抑制作用により催眠・鎮静作用を示す。
- ・安全域の幅が狭く、耐性や依存性を起こしやすい。
- ●メラトニン受容体作動薬
- ・ラメルテオンは、メラトニンMT1およびMT2受容体に対する親和性を有するメラトニン受容体アゴニスト作用により、メラトニンとほぼ同じ働きをすることで睡眠覚醒リズムを調整し、睡眠を誘発する。
- ●オレキシン受容体拮抗薬
- ・スボレキサントは、2種のオレキシン受容体（OX1RおよびOX2R）の選択的拮抗薬として可逆的に作用し、オレキシンニューロンの神経支配を受けている覚醒に関与する神経核を抑制することにより睡眠を誘発する。

7. パーキンソン病治療薬

- ●ドパミン受容体拮抗薬の副作用に薬原性錐体外路症状（EPS）がある。黒質-線条体ドパミン経路が薬剤によって遮断されることによって、ドパミン神経とアセチルコリン神経の運動機能調節のバランスが障害され副作用症状が起こる。このバランスを調節する目的で抗コリン薬を用いる。
- ●抗コリン薬は口渇、排尿障害、便秘、認知障害などの副作用がある。特に高齢者への使用に注意する。

[辻脇邦彦]

精神科リハビリテーション

1. 精神科リハビリテーションの定義

- 精神科リハビリテーションとは、障害者権利条約によれば、精神に障害を持つ人が身体的、精神的、社会的、職業的な能力を維持・拡大し、社会生活のあらゆる側面への完全な包摂と参加を達成、維持することを可能にするピアサポートを含む適切な方法である。

2. 精神科リハビリテーションの目的と方法

- リハビリテーションの目的は、障害がある人の社会参加を通じたリカバリであり、社会の側から見た場合には、障害がある人を社会的に包摂することである。この前提には、ICF（厚生労働省、2002）が示すように、活動の制限は個人要因と環境要因との相互作用によって生じるという基本的な考え方がある。

- 生物学的な脆弱性に対して、適正な薬物療法、認知・認知行動療法、心理教育、SST、作業療法、芸術療法、住居プログラム、「セルフケアプログラム」や「セルフケアセラピィ」[1]、医療福祉専門職や家族や当事者仲間からのソーシャルサポート、就労支援、リカバリカレッジ（RC）等であり、いずれも援助者と障害がある人とのパートナーシップに基づく対等な人間関係が基盤になる。

- RC は、教育モデルによるアプローチである。リカバリを学ぶという目的のもとに、専門職スタッフと当事者スタッフが共同で理念やプログラムを決定し、運営し、その成果についても共同で責任を持つ、Co-production（共同創造）を大切にする。

[松枝美智子]

文献
1) 小谷英文, 宇佐美しおり：PAS セルフケアセラピィ. PAS 心理教育研究所, 2018.

電気けいれん療法

1. 電気けいれん療法の概要（ECT と m-ECT）

- 電気けいれん療法（ECT）は、頭部に電気を流し発作性放電を発生させ、けいれんを起こすことによって、脳の機能を改善する。
- 麻酔科医による全身麻酔管理の下で筋弛緩薬を併用し、けいれんの発生を阻止して行うのが修正型電気けいれん療法（m-ECT）である。

2. 適応と副作用

- 適応疾患は、うつ病の昏迷状態、興奮や昏迷が著明な統合失調症などである。適応状態は、迅速に症状改善が必要な場合（自殺の危険性が高い、低栄養）と薬物療法の効果が得られない場合である。
- 副作用は、通電後の血圧低下や徐脈、けいれん発作による血圧上昇、頻脈、不整脈である。麻酔からの覚醒時に、せん妄やもうろう状態が出現する場合がある。記憶障害のうち治療前の出来事に関する健忘（逆向性健忘）は、時間と共に回復する。

3. 実施方法と看護

- 通常は週に 2 ～ 3 回、合計 6 ～ 12 回程度の治療行い、治療効果は 2 ～ 3 回で現れる。
- 当日は手術室かそれに準ずる処置室で実施する。
- 治療室入室前には、①嘔吐による窒息や誤嚥防止のため、実施前 6 ～ 8 時間は絶飲食、②バイタルサインの測定、装着物の除去、③弾性ストッキングの着用（血栓予防）、④排泄誘導後、静脈路の確保を行う。
- 入室時から治療終了時には、⑤入室、患者確認、⑥電極、モニター類の装着および酸素投与、⑦前投薬：投与、麻酔薬投与、筋弛緩薬投与、⑧バイトブロック挿入、⑨通電、⑩発作の確認、持続時間の測定、⑪酸素投与の再開、バイタルサインの確認、⑫自発呼吸、覚醒の確認を行う。
- 帰棟後には、⑬ストレッチャーから移乗する際の転落に注意、⑭バイタルサインの測定、輸液や酸素の管理、⑮意識状態の確認、安全確認、⑯ 1 時間程度安静を保ち、少量の飲水で嚥下状態の確認を行う。
- 治療に対する不安や恐怖感がある場合は訴えを傾聴し、軽減できるよう努める。また、効果のある治療法であるが、継続的な治療や療養、日常生活について患者と共に考える。

[田中留伊]

看護面接

1. 看護面接とは

- 看護面接とは、治療・ケア的な協力関係を構築する中で、問題を明確にするための情報収集にとどまらず、患者のナラティヴを聴き、治療・ケアへの動機づけを目指す対話である。

2. 患者が話しやすい問い方・聴き方の工夫

- 導入では、不安や期待を抱いている患者の立場や思いを想像し、その場にふさわしい態度で迎え入れ、患者に安心感を持ってもらう。患者のトラウマ体験を再燃させない注意深さが必要である。

- 面接の冒頭では、患者の姓名の確認の後、自己紹介をし、面接の目的を伝える。本題に入る際は「開いた質問」から始め、患者の話を遮らずに傾聴する。

- 患者に尊重している態度が伝わると、信頼感と安心感が生まれ、患者は話しやすくなり、どのように事柄や問題を捉えているかを表出できる。

- 患者が何を話してよいか困っている場合、混乱や緊張が強い場合は、患者が話しやすそうなことについて「閉じた質問」から始める。

- 時に、質問される側へと想像力を働かせることで、看護師の質問が患者にとって効果的に働いているのかについて吟味する。例えば、患者の考えを促進している質問になっているか、患者が脅かされていると感じたり、問い詰められているように感じていないか、などである。

3. 患者その人の病の解釈モデルの理解と確認

- 面接では、患者が話すことから「自分に起きていることをどのように解釈しているか」というその人特有の病いの解釈モデルを理解する。その上で、患者がどのような治療やケアを望んでいるのか、現在、置かれている状況の中で何をしたいのか、できるのかについて、時間性の観点から共に考える。

- 看護師がわかったつもりにならないことが大事である。

- 思慮深くナラティヴを聴き、言葉を繰り返したり、要約して理解のずれがないかを確認する。

- 面接終了時は挨拶をし、次の面接を約束する。

[山内典子]

社会生活技能訓練（SST）

1. SST の定義と背景

- SST は social skills training の略称であり、1970 年代にリバーマン（Liberman RP）らが開発した認知行動療法の 1 つである。「社会生活技能訓練」と訳してきた。
- 生活技能とは、社会生活の維持、生活の質を高める上で重要となるコミュニケーションスキルを指す。
- SST はストレス - 脆弱性 - 対処技能モデルに基づき行動療法と学習理論をもとに作成した援助方法である。
- 対処技能を高めることにより再発や増悪のリスクを減らし、対人関係や環境からのストレスを和らげ、生活の質を高めることを目指す。

2. SST の概要

- SST は当事者の希望に基づき、当事者が支援者と共同で目標を設定し、その認知および行動に働きかける支援法である。自己対処能力を高め（エンパワメント）、1 人 1 人のリカバリを目指す。
- SST は個人でも実施可能であるが、集団で実施したほうが参加者との相互交流で学習効果を高めることから、一般的には集団を活用し実施する。
- 週 1 回 1 時間程度、5 〜 10 人程度の当事者と 2 名の支援者（看護師，精神保健福祉士，心理職者，作業療法士等）が、参加して実施する。
- SST は精神科領域だけでなく、教育、就労支援、矯正教育および更生保護、職場のメンタルヘルスなど、多様な領域で実践している。
- SST の training の訳語としての「訓練」が、支援者が上位にあるといった印象を与えることから、支援者と参加者の共同創造を重視する「社会生活スキルトレーニング」が提唱され[1]、現在に至っている。

3. SST による支援の実際

- 焦点を当てるコミュニケーションの技能は、情報を受け止める受信技能、受け止めた情報を処理する処理技能、自分の気持ちや考えを他者に伝える送信技能の 3 つからなる。
- SST の種類は、生活上の困り事や関心に焦点を当て、個人の希望に沿って目標を設定し練習する「基本訓練モデル」および「問題解決技能訓練」、そして服薬自己管理、症状自己管理、余暇の過ごし方などの「課題

領域別学習パッケージ（モジュール）」を用いた支援
がある。
①基本訓練モデル：コミュニケーションの受信・送信技
　能に焦点を当て、行動療法的支援方法を用いて実際
　にロールプレイなどを通して練習する。
②問題解決技能訓練：コミュニケーションにおける情報
　処理技能に焦点を当て、問題への取組み方について
　話し合い、考える練習をする。
③課題領域別学習パッケージ：テーマに沿ってパッケー
　ジ化されたプログラムに沿って学習する。

● 一般的な SST（基本訓練モデル）の流れは以下の通り
である。
①グループのルールと進め方の確認
②ゲームなどによるウォーミングアップ
③練習したいテーマの設定
④ロールプレイを用いた反復練習
⑤宿題の設定
⑥参加者の感想の共有

4. SST のエビデンス

● SST は生活機能改善についてのエビデンスは明確であ
り、ニーズがある患者への実施が有効である[2]。

5. 今後期待されること

● 当事者主導によるピア支援活動としての SST[3] や、専
門職との共同による支援への SST の導入[4] など当事
者と共に運用する SST の可能性が広がっている。

[鈴木啓子]

文献
1) SST 普及協会：SST とは？．https://www.jasst.net/（2022 年 4 月 1 日閲覧）
2) 安西信雄：統合失調症の心理社会的治療．精神医，63（10）：1427-1435，
　2021.
3) 向谷地生良ら：ピアサポートの可能性―当事者研究とピア SST の経験から―．
　総合リハ，49（9），857-863，2021.
4) 池田朋広ら：リカバリー志向の介入プログラムの実践．精神医，63（12）：
　1873-1882．2021.

心理教育

1. 心理教育の定義と背景

- 心理教育は、病気や障害などにより問題や困難を抱えている人に、正確な知識や情報を心理面への十分な配慮をしながら伝え、対処方法の修得により、現実に向き合う力を獲得する支援方法である。
- 心理教育は、ストレス - 脆弱性モデルに基づく。
- 心理教育は、知識や情報を提供し、当事者が主体的に社会資源を利用し、自分らしく生き生きと生活ができるようエンパワメントする支援方法である。
- 心理教育は、1960 年代以降の精神科医療の脱施設化の流れの中、欧米で 1980 年代より始まり、日本に紹介された。
- 我が国では統合失調症の再発予防のため家族心理教育を重視し普及した。現在は、認知症や慢性疾患など生活上の困難を抱えた人々に活用している。

2. 心理教育の概要

- 心理教育は、入院治療の場や外来、デイケア、地域生活支援施設、家族会などで実施している。
- 心理教育は、対象者のニーズに合わせて個人および集団を対象に実施する。
- 取り上げるテーマは、生活上のストレス、発症への影響要因、症状の経過、回復の過程、治療法、服薬、症状への対応、病気との付き合い方などである。
- 主な心理教育の種類は以下の通りである。
① 個人または家族面接の中で、心理教育を実施する。
② 体系的な心理教育を、1 回 2 時間、5 回で 1 クールなど、明確な構造を決めて実施する。
③ 認知行動療法、服薬教室、自助グループなど、心理教育以外の要素も含めて実施する。

3. 心理教育による支援の実際

- 心理教育は、目標を設定し、実施回数や頻度、1 回の時間、各回の目標および関わる専門職の進行の方法を決める。これを構造化という。
- 例えば、病棟で看護師が複数の入院患者を対象にして実施する再発予防のための心理教育については、次のようなテーマがある。
① 1 回目「前ぶれの症状（悪化のサイン）を知る」
② 2 回目「前ぶれの症状（悪化のサイン）に気づく」
③ 3 回目「前ぶれの症状（悪化のサイン）への対応」

④4回目「自分らしく・心地よい生活のための方法（再発予防）を増やす」
- 各回のプログラムは、次のように構造化する。
①心理教育プログラムの進め方の確認
②ウォーミングアップ
③前回の宿題や練習などの確認
③テーマについて資料等を活用した学習
④グループワークやディスカッションの実施
⑤フィードバックやまとめ
⑥参加した感想の共有

4. 心理教育のエビデンス

- 心理教育的家族支援は、再発予防効果のエビデンスがある一方で、患者を対象とした心理教育の再発予防効果は、報告によりばらつきが大きい[1]。
- ニーズがある患者および家族に実施することがより有効であると推奨している[1]。
- 個々の目標や意義のある生活の実現のため、当事者と支援者が目標を共有した上で、心理教育を選ぶ。

5. 今後期待されること

- 心理教育は、心理社会的リハビリテーションの1つとしてPTSD症状の改善に有効である。
- PTSD関連症状をよくある普通の反応と説明することにより、安心感をもち、治療への抵抗を緩和することができる[2]。
- PTSDについては、症状の再燃のリスクが続くことも踏まえて、治療者との信頼関係を基本にした情報提供を行う。

[鈴木啓子]

文献
1）安西信雄：統合失調症の心理社会的治療．精神医，63（10）：1427-1435，2021.
2）飛鳥井望：Effective Treatments for PTSD：Practice Guidelines the International Society for Traumatic Stress Studies, 2nd Edition（ISTSS）.精神医，62（5）：pp614-618，2020.

集団療法

1. 集団療法とは

● 集団療法は、目的を持って構成したメンバーが、集団力動やグループの治療因子により、人との関係や生活の中での集団との関係を修復し成長することを目的とした治療である。

2. 集団療法の種類

● 集団療法は、5〜6人の小集団から数十名の大集団があり、タイプが4つある。

①集団精神療法：専門的な治療者が小集団で情緒的相互作用を用いて治療する集団療法。

②治療的グループ：集団力動やグループの治療因子を学習したリーダーが行う集団療法。作業グループやレクリエーション活動などがある。

③成長を促すためのグループ：患者の心理的成長を促す集団療法。心理教育グループやSSTがある。

④自助グループ：特定の問題を解決するために自発的なメンバーが行う集団療法。断酒会、AA（Alcoholics Anonymous）などがある。

3. 集団療法の治療的因子（ヤーロム）[1]

①希望をもたらすこと：自分の人生に希望を持つ

②普遍性：問題を持っているのは自分だけではない

③情報の伝達：役に立つ情報を得る、あるいは提供する

④愛他主義：自分が人の役に立つ

⑤社会適応技術の発達：社会適応の技術を学ぶ

⑥模倣：人の行動を模倣することで身につける

⑦カタルシス：抑え込んでいた感情を解き放ち、安堵感を得る

⑧初期家族関係の修正的繰り返し：家族に対する葛藤を再現し修正する

⑨実存性：あるがままの自分自身を受け入れる

⑩凝集性：集団がまとめることで仲間同士が助け合い、支え合おうとする

⑪対人学習：対人交流を通して自らの問題に気づく

4. 集団療法と看護

● 集団の中で何が起きているのか治療チームで話し合い、それぞれの援助活動に活用する。　　　[多喜田恵子]

文献
1) A.D. ヤーロム，S. ヴィノグラードフ著，川室優訳：グループサイコセラピー．pp23-32，金剛出版，1999.

作業療法

1. 作業療法とは

- 作業療法 (occupational therapy：OT) は、生活を維持する日常の諸動作、仕事、遊びなど、具体的・現実的な作業活動と他者との関わりを、治療や援助の手段とするリハビリテーションの1つである。
- 精神科における作業療法は、精神障害を抱え、様々な病状の中で今の自分を受け入れ、自立した自分なりの社会適応する方法を、プログラムを体験しながら身につける。
- マンツーマンあるいはグループ活動の併用、また個々のニーズや病状に応じた作業種目を選択する。

2. 作業療法に用いられる作業種目例

- 作業には、生活維持、仕事・学習、遊び・余暇に関連する活動などがある。
- ・生活維持活動：食事、更衣、排泄、入浴、整容などのセルフケアや金銭、健康などの管理活動
- ・仕事・学習活動：家事（掃除・洗濯・調理・買い物など）や育児、物品・道具操作（電話・パソコンなど）、計算、習字、交通・公共機関利用など
- ・遊び・余暇活動：編み物、木工、陶芸、革細工などの創作、絵画や音楽などの芸術活動、囲碁、将棋など各種ゲーム、感覚・運動遊びやスポーツ、園芸

3. 看護の関わり方

- 作業療法室への付き添いや活動中に、精神状態の変化、会話内容、作業意欲の有無、作業への取組み方、表情、疲労の状況などを観察する。
- 本人の苦痛や努力を受け止め、できていることを認め、自分の活動が回復に結びついているという実感が持てるよう支持する。
- 回復段階では、自ら病状・活動・休息のバランスを取り、生活のコントロールを繰り返し体験して、自分の生活スタイルを体得できるよう促す。

[岸珠江]

レクリエーション活動

1. レクリエーション活動とは
- レクリエーション活動は、季節を感じる、行事を思い起こすなど、楽しさ、喜び、心地よさや満足感を得ることによって、心身および生活の活性化や気分転換、情緒的安定、他者との触れ合いによるコミュニケーション促進の役割を果たし、他者の役割を支えるなどの人間関係の構築、注意力・集中力・判断力を高めることを目指す。

2. レクリエーションの主な活動内容
- 活動内容は幅広く、ゲーム・スポーツ・ダンス・クラフト・料理・読書・鑑賞（音楽・ビデオなど）・観劇・美術（絵画・写真・茶道・書道・華道など）・野外活動（キャンプ・ハイキングなど）・野菜や草木の栽培・動物の飼育・会食・ショッピング・化粧やおしゃれなど多岐にわたる。
- 治療として作業療法の種目となっている活動も多い。

3. 看護の関わり方
- 共に参加し、場面の共有やコミュニケーションを図ることで生まれる関係性が、様々な関わりのきっかけになる。
- 活動は個人・病棟内・デイケアなどで行い、どの場面においても、本人自身が興味や関心のある活動を選択し、生活に潤いや豊かさを感じられる機会になるように支援する。
- 活動時には、精神状態、参加状況、表情や言動を観察する。
- セルフケアの高まりに応じ、無理のない活動のコントロールができているかを観察する。

[岸珠江]

第6章

治療と看護

疾病教育

1. 疾病教育とは

- 疾病教育とは、病気を持つ人やその家族を対象とした教育的アプローチであり、その人の望む暮らしを実現するために、病気や治療に関わる正確な知識と対処方法を習得することを目的とする。

2. 疾病教育の必要性

- 患者は、自分の病気や治療について知る権利がある。
- 精神疾患は、他の慢性疾患と同様に再発の可能性があり、その人の望む暮らしを続けていくためには、正確な知識や適切な対処方法を身につけ、再発予防を図ることが有効である。
- 入院期間の短期化により、症状や困り事を抱えたまま地域生活を送るケースが増加しており、患者・家族が療養生活上の課題に対処するための知識やスキルが必要である。

3. 疾病教育を行う際の留意点

- 精神疾患は、客観的データで説明することが難しく、症状の感じ方・捉え方が人によって異なることから、患者や家族が疾患や治療をどのように受け止めているかについて関心を向ける。
- 病気や治療に関わる正確な知識を伝える時に、医療者側の知識や考えを押し付けない。
- 実践的で有効な対処スキルを身につけるために、患者の意思や希望を尊重し、これまでの経験や持てる力を活用する。

4. 疾病教育における看護の役割

- 看護師は、患者・家族の思いや困り事について豊富な情報を持っているので、それらを活用し、再発のサインや効果的な対処方法を一緒に探求する。
- 看護の視点によって得た豊富な情報を、疾病教育に関わる他職種と共有する。
- 看護師は、患者や家族と継続的な関わりを持ち、疾病教育の期間中や終了後に、獲得した知識や対処方法が有効であるか、また実際の暮らしの中で活用することができるかについてフォローする。

[松村麻衣子]

日常生活援助①
食

1. 食とは
- 食は人間の基本的欲求を満たすセルフケアである。栄養をとり生命を維持するだけでなく、幸福感や活力を高めるといった精神的満足感にも影響する。
- 生活のリズムの基点や他者とのコミュニケーションの機会になる。

2. 観察項目
- ①食事（必要な栄養素）摂取量の程度、②嚥下、咀嚼状態、③摂取方法（いつ、だれと、どんな場所で）、④食事準備、片付け方法、⑤満足感、⑥好み（信念や宗教など）、⑦血液データ。

3. 阻害要因の特定
- ①意欲、思考、知覚、認知などの精神機能の障害によるもの、②身体的な問題によるもの、③環境によるもの。

4. 援助を行う
- 被毒妄想による拒食がある場合は、患者が摂取できそうな食材を患者と一緒に探し、患者の恐怖や不信を理解しながら関わる。
- 意欲低下が強く食事量が低下している場合は、好みや食べやすさ、食事時間や場所を患者に提案し選択してもらう。選択が困難な時は無理強いしない範囲で促す。
- 貧困妄想（お金がないから食べられない）や微小妄想（自分には価値がない）による食事量の低下は、焦燥感を伴うと促しても困難な場合が多いため、身体的な状況（脱水・低栄養など）に特に注意する。
- 間食や偏食は健康を阻害する可能性があるため制限したくなるが、一方的に医療者が決めるのではなく患者の意見や好みを聞きながら現実に可能な範囲を一緒に考える。
- 過食や拒食といった食行動の異常は、苦痛を和らげるための患者の対処行動や、自身の心理状況を理解してほしいという表現の場合がある。叱責や注意、制限ではなく、その行動の裏にある患者の思いに寄り添う。

[杉原正美]

日常生活援助②
排泄

1. 排泄とは
- 排泄は人間にとって基本的な生理的欲求であり、誰もが行う日常的な行為である。
- 排泄は肺から排出される二酸化炭素や、尿、便、不感蒸泄、汗などの排出物を体外に排出する行為で、生命維持に欠かせない。
- 通常、尿意や便意が生じ、自身である程度のコントロールが可能であるが、それができなくなると不安が生じ、生活の質に大きく影響する。
- 尿や便の排泄行為は他者の目に触れずに自力で行うことを幼少期に訓練し獲得する。そのため、排泄行為を自力で行えなくなることは自尊感情を低下させるなど心理的影響が大きい。

2. 観察項目
- ①排泄状況（量、回数）、②排泄方法、③苦痛の有無、④排泄に伴う不安。

3. 阻害要因の特定
- ①身体的な問題、②薬剤の影響、③意欲、思考、知覚、認知などの精神機能の障害、④環境。

4. 援助を行う
- 尿閉、頻尿を訴える場合、服用中の薬剤の影響、器質的な問題を考慮する。原因が不明な場合でも患者の苦痛は継続しているため、苦痛が緩和される方法を患者と共に考える。
- 便秘や下痢は食事、水分量、服用している薬剤、運動状況から改善できる部分を検討し、患者に提案する。
- 失禁に対する不安を持つ患者は排泄のコントロール感が低下しており、失敗への不安から生活の質が低下しやすい。注意が排泄に集中しがちになり、その他のセルフケア行動にも影響するため、受容的な態度で患者の不安が増強しないように援助する。
- 排泄行動を援助する場合、患者の自尊心や羞恥心に配慮する。医療者の発言内容に注意し、異性介助についての意思確認など患者の立場で行う。
- 身体拘束を実施している場合も患者の尊厳に配慮した排泄方法を選択する。

[杉原正美]

入浴

1. 入浴の意義
- 入浴は、体を清潔に保ち、温かいお湯に包まれることで、安心感と心地よさを得る。
- ケアを行う看護師の手を通し温かい感触を受け取り、看護師に受け入れられた感覚を得て、信頼関係の構築につながる。

2. 精神科における入浴
- 病棟は、男性用と女性用の浴室、さらにシャワー室を設置している場合が多い。シャワー室を夜間まで開放し、退院後の生活に近い環境を提供する。
- 認知症病棟や老年期病棟では、寝たきりや介護度の高い患者のために、機械浴がある。
- 浴室で患者同士の会話が生まれ、小さなコミュニティによる治療効果がある。

3. 入浴の介助が必要な場合
- ①精神症状によるもの（幻覚や妄想、強迫症状、意欲の低下、せん妄、認知機能や見当識の低下）、②身体機能によるもの（ADLの低下や麻痺など）、③向精神薬服用によるもの（過鎮静や倦怠感、ふらつき、錐体外路症状）、がある。

4. 介助浴の実際
- 無理強いはせず自己決定を重視し、患者が入りたくなるような声かけや患者の思いに共感する。
- 羞恥心や自尊心に配慮し、安全に留意して患者のペースに合わせる。
- 患者自身でできるところは手を出さず、セルフケア能力の向上や自律性が獲得できる援助を行う。
- 患者ができることであっても、洗髪や洗体を依頼された場合、コミュニケーションの1つとして捉え、部分的な介助を行う。
- 幻覚や妄想などがある場合は、お互いの安全を確保し、まずはシャワー浴から実施する。
- 強迫行為などで、何度も同じところを洗う、入浴時間が長くなる場合は、つらい思いを受け止め次の動作に移れるように声をかける。
- スキントラブルはないか、褥瘡の兆候はないか、自傷の跡はないか、皮膚の状態を観察する。
- カミソリなどの危険物は、スタッフで管理する。

[戸田岳志]

日常生活援助④
洗濯

1. 洗濯の意義
- 洗濯を行うことで体を動かし、じわりと汗をかき気分が爽快になる。洋服がきれいになれば、気持ちも明るくなる。
- 過去を悩んだり未来を不安がったりすることなく、今この時を感じるマインドフルネスにつながる。

2. 精神科における洗濯
- 精神科病棟には、患者が使用できるランドリーや洗濯物干場が設置してある。
- 自殺企図の恐れや、物品を管理する能力が低下している場合は、洗剤類は看護師が管理する。

3. 洗濯の援助が必要な場合
- 精神症状に左右され洗濯ができない、必要性を理解していない。
- 長期の入院や慢性的な疾患の経過により、道具使用セルフケアが低下している。
- ほかに洗濯を行ってくれる者がいたが、何らかの理由で支援を受けることができなくなる。

4. 洗濯の援助の実際
- できることとできないことの査定をする。
  ・洗濯をする意思、行動に移す意欲、洗濯の必要性の理解
  ・必要物品の準備、洗濯機や乾燥機の使用、洗剤の選択、干すこと取り込むこと、衣類の分別や片づけ
- 自立に向けて段階的に援助する。
- SST を活用し、洗濯スキルの向上を図る。また、できている部分を褒める。
- 退院後の状況を見据えて、どのような支援の方法が必要であるかを検討する。
- 独居や共同住居の場合は、適切に行うことができなければ、生活を維持することが困難である。
- できていることを褒めることで、自信につながる。

[戸田岳志]

日常生活援助⑤
清潔

1. 清潔とは
- 清潔を保つ行為として「入浴」「洗髪」「更衣」「歯磨き」などがある。身体の皮膚や粘膜を清潔にすることで生理機能の維持、感染症の予防などの目的がある。
- 心地よさ、爽快感といった快の刺激は気分や意欲を向上させる効果がある。
- これらの清潔を保つ行為は習慣化していることがあり、個人差が大きい。

2. 観察項目
- ①清潔に対する意欲、②頻度、方法、丁寧度、③もともとの習慣、④爽快感の有無、⑤好み（信念やこだわりなど）。

3. 阻害要因の特定
- ①意欲、思考、知覚、認知などの精神機能の障害、②身体的な問題、③環境。

4. 援助を行う
1) 拒否が強い場合
- 患者にとって拒否をする理由があると考え、その理由を理解するために日頃から関係を構築する。
- 裸になることや水（浴槽）などに恐怖を感じていることもあり、そのような場合は現実的に折り合いがつく入浴回数や方法を患者と一緒に考える。

2) こだわりが強い場合
- 患者の清潔に対する価値観や習慣と医療者が目標とする清潔行動に差がある場合、患者の価値観を否定し医療者の理想を押し付けると対立し、援助を拒否する。
- 患者の価値観を否定せず、受け入れられそうなことからアプローチする。

3) 医療者に必要以上に手伝いを求める場合
- 患者自身でできそうなことを医療者に手伝いを求めてくる患者の行動を「甘え」「依存」と捉えず、患者は何に困っているのだろうかと捉え直す。
- 強く促す方法よりも患者のできている部分に働きかけたり、その場面がほっこりするようなユーモアを活用すると患者と医療者間の緊張感が緩み、患者の反応が変わる。

[杉原正美]

日常生活援助⑥
整容

1. 整容の意義
- 整容は、美しくありたい、他人からよく見られたい、自分の意思を他人に伝えたいという基本的欲求であり、その人の信念や価値観が反映する。
- 整容は、精神状態の判断の1つになる。
- 整容は、意欲行動を高める効果があり、1日のリズムをつける。
- 心理的・社会的自立に結び付き、社会生活を行う上で相互関係を維持する。

2. 精神科における整容
- 意欲の低下などで、朝起きても着替えもせず何日も同じ洋服を着ている。
- 夏にコートやジャンパーを着る、冬に半袖1枚で過ごす、などが季節に合わないことがある。
- 自分の姿が周囲にどのように映っているのか関心が低くなり、自己イメージへの認識が薄れる。

3. 整容の援助の実際
- 生活歴や文化、風土、精神状態などを考慮する。
- 指示的や押しつけにならず、患者の持てる力を尊重し、患者のペースで行う。
- 退行や依存がある場合は、状態をしっかりと観察し、必要な援助に留める。
- 退院後の状況を見据えて、自立に向けた支援の方法を検討する。
- 鏡や剃刀は、スタッフステーションで管理し、貸し出したり、付き添って使用してもらう。

4. 整容できているかを把握する
- 衣服の着脱や更衣は自力でできているか、季節や場に即した服装を自ら選択できているか査定する。
- 1日に何度も更衣したり、派手な化粧になっている場合は、気分の高揚を考慮し観察する。
- 適切な整容が行えている場合、そのことを話題にし、褒めて承認する。

［戸田岳志］

日常生活援助⑦
買い物

1. 買い物の意義
- 自分の欲求に従い、自分の取るべき行動を選択・決定し、行動に移す機会になる。
- 社会のルールを学習するきっかけになる。
- 金銭の管理や品物を買うという道具使用セルフケアの向上につながる

2. 精神科における買い物
- 長期入院患者の多くは、自立性の低下などにより、金銭管理能力や興味が低下している場合がある。
- 閉鎖的な処遇や、娯楽が少ない精神科病院においては、買い物は患者にとって楽しみの1つである。
- 看護師が買い物に行って用事を済ませたり、病院で金銭を管理する代理行為がある。
- 躁状態では、浪費したり、通販商品を入院中に注文し病棟に大量の品が届くことがある。

3. 買い物の援助の実際
- 病院内の売店に誘導する際は、許可なく病院を離れることで事故になる可能性に注意を払い、複数のスタッフで対応する。
- SSTを活用し、買い物の場面を演習し汎化する。
- 長期入院患者に、院外への買い物支援を気分転換活動や社会性を獲得する目的で行う。
- 患者が自ら意思を出せる関わりと、患者が自己決定できる環境を保証する。
- 根気強く付き添い、患者のペースに合わせ、自分で考え決定することの大切さを学習する機会にする。
- できる限り代理行為は行わず、患者の持てる力を信用し、金銭管理も患者本人に行ってもらう。
- 小遣い管理に失敗しても、すぐに中止にせず、失敗から学びを得られるように関わる。

[戸田岳志]

日常生活援助⑧
金銭管理

1. 金銭管理とは
- 自分の所持金の支出入の把握、管理、出し入れする金額の計算等の一連の行為。
- 支払い期日を守ることは社会的な信用を得ることとなり自立の一歩となる。
- 誰もが金銭や財産を自己管理したいものである。

2. 金銭管理の目的
- 患者の日常生活に必要な金銭管理を行う。
- 金銭管理を通して患者が自身の能力の気づきと理解を深め、自己効力感と自尊心を高める。

3. 金銭管理の方法
- 基本は自己管理であり自己責任のもとに行う。
- 患者に著しい不利益がある時は患者と話し合う。
- 管理が困難であり患者が困っている時に管理方法について一緒に検討する。
- 患者のストレングスを活かした方法を模索する。
- 患者のニーズを大切にし、自己決定を支援する。
- 不容易な制限を避ける。

4. 金銭管理が困難になる理由
- 現実検討能力の低下による安易な借金、躁状態による浪費、衝動性による買いすぎ、不注意性による紛失での買い直し、こだわり、コレクター、長期的な入院や医療者の管理による自己意思の剥奪、などが金銭管理を困難にする理由である。

5. 金銭管理の実際例
- 小遣い管理は管理しやすい額に小分けする。
- 視覚で捉えるためのメモ帳を利用する。
- 患者が管理について考察できるように話し合う。

6. 必要な視点と対策
- 失敗してもよい、と患者も支援者も認識する。失敗しても責めない。
- 金銭管理に対する意欲の向上に努める。
- 「できない」ではなく「できる」方法を考える。
- 失敗した時は患者主体で改善策を考える。
- 支援者、患者共に成長する機会と捉える。

7. 自己管理が困難な場合
- 患者の自己管理能力に応じて日常生活自立支援事業や成年後見人制度の利用を勧めることがある。

[米良真奈美]

日常生活援助⑨
娯楽・趣味

1. 娯楽・趣味とは
- 仕事や勉学以外に行う精神的肉体的な疲れを癒す遊びや楽しみのことであり、人生において生きる活力となるものの総称である。

2. 患者にとっての娯楽・趣味
- 継続した治療・支援を受ける上で「余暇」の過ごし方を持っていることはストレングスとなり、治療経過も良い。
- 患者は陰性症状により興味・関心が薄れている場合が少なくない。また自尊心の低下に伴い積極性に欠ける場合がある。
- 支援者として、患者がこれらの余暇活動に意識を向けることができるよう支援する。

3. 娯楽・趣味を取り入れる目的
- 娯楽・趣味を「準備されたプログラム以外で自ら何かを計画し、訓練、向上していく」ために必要な意欲の源にする。
- 精神的な安定につながる。
- 患者が自信を取り戻し、リカバリのきっかけにする。
- QOL向上を目指す。

4. 娯楽・趣味を取り入れる方法
- もともと持っている娯楽や趣味を大切にする。
- 治療や回復に悪い影響を与えないものは積極的に取り入れる。
- 作業療法やデイケアではいろんな催し物を実施し、患者個人に合うことを見つける。

5. 支援における注意点
- 患者の意思を尊重する。
- 自己決定を促し、自発性のある回復につなげる。
- 管理的にしすぎないこと、患者にとって必要であるものを話し合い、ルールにとらわれずに取り入れる。
- 娯楽・趣味を入院に関係ない、と排除せず、これらの大切なエンパワメント要素を大事にする。

[米良真奈美]

仲間付き合い

1. 仲間付き合いとは

- 仲間とは一緒に物事をする間柄にある人を指す。
- 集団、組織の場あるいは個人的な集まりにおける人間関係のことであり、感情的な面が含まれる。
- 家族、職場、趣味仲間、学生時代の仲間、近所の付き合いなど、様々な関係があり、これらの関係は愛情、友情、信頼関係などで成り立っている。
- 仲間とつながるということは、社会での自身の立ち位置を考える、自尊感情を高める、安心・安全な関係を構築する、を指し、社会性において大切なことである。

2. 患者にとっての仲間付き合い

- 患者にとってはしんどさを共有できる相手であり、同じ立ち位置で頑張る源になる。
- 自助グループでは同じ課題を抱えている当事者同士が仲間としてつながっている。

3. 患者の仲間付き合いにおける問題

- 距離感がわからず、近すぎて困惑する。
- 検討能力の低下で適切な応対が難しい。
- 精神症状（幻聴、妄想や易怒性、躁状態など）に左右され関係を崩す。
- 仲間の不安定さに巻き込まれる。
- 気持ちを相手に伝えるのが得意ではない。

4. 患者の仲間付き合いの支援

- 支援者は管理的視点から患者の対人関係についてコントロールしたくなるが、どの人間関係も患者にとってはその時必要なものであることが多い。患者の仲間付き合いは患者自身が決め、患者に著しく不利益がある場合を除き、自己選択を尊重する。
- トラブルが起こった時は、何が起こっているのかを患者と共に振り返り、必要であれば介入する。
- SST を用い適切な関わりについて一緒に練習する。
- 患者の自己決定を支援し、良い点、不足している点を受け入れ、悩み立ち止まった時は共に考える。

[米良真奈美]

日常生活援助⑪
服薬

1. 服薬とは
- 服薬は、患者の意思決定で、薬を飲むことを患者自身が決定し、自らすすんで飲むことである。
- 患者が薬を飲まないという選択には、何らかの患者なりの理由があるのであって、その理由を聞いて支援する。

2. 急性期の場合
- 患者が感じている世界と患者の気がかりなことを聞き、患者がわかる言葉で、今までの経緯と状況を尋ねる。
- 医療者が何を期待しているのかを伝え、そのための服薬によるリスクとベネフィットを説明する。
- 患者自身が薬を飲むことを選択することを待つ。
- 自傷他害の危険が極めて高い場合は強制的な投薬がありうるが、その場合でも、服薬の必要性の説明を可能な限り行う。
- 患者は自らの精神世界に翻弄され、状況を客観的に判断できないことがある。
- 観察して得た服薬による効果を具体的にフィードバックする。
- 服薬による効果の時間を伝える。

3. 回復期の場合
- 患者の回復のための一助として服薬を位置づける。
- 患者がどうありたいのか、そのために服薬がどのように関与し、軽減してくれるのかを話し合い、患者自身が服薬の必要性を自己の生活上に位置づける支援を行う。
- 服薬をしたくない、したくなくなる、あるいは忘れることがあることについて率直に話し合う。
- 服薬を継続する方法を考えられる支援をする。

[辻脇邦彦]

リラクセーション

1. リラクセーションとは

- 人がストレスを感じた時、交感神経が優位に働き、心拍数が増加、筋が緊張する。
- リラクセーションは、この反応に拮抗するもので、交感神経が優位な状態から、意識的に副交感神経が優位な状態に変化させ、心拍数の減少、末梢性の血管の拡張、筋緊張の減少などの反応を引き起こす。

2. リラクセーションの代表的な技法

1) 呼吸法

- 鼻から息を吸い、口からゆっくり吐き出す複式呼吸を行う。呼吸法は、心身の安定化とコントロールを図る簡易な方法であり、不安、抑うつ的な状態、いらいら、過呼吸及び過換気症候群などに効果がある。

2) 自律訓練法

- 決められた言語公式を頭の中で繰り返すことで、自己暗示と受動的注意集中を高め、心身を緊張状態から弛緩状態へ誘導する。内容は、背景公式の安静練習から始まり、「四肢重感」「四肢温感」「腹部温感」などの第6公式まであり、1日数回行うことで効果がある。

3) 漸進的筋弛緩法

- 身体の各筋に緊張と弛緩を交互に繰り返すことによってリラックスさせる。緊張した感覚と弛緩した感覚を修得し、精神的に緊張した場面において筋の緊張と弛緩をすることで、身体的なコントロールができるようになる。

3. 看護師が行うリラクセーション

- 認知症高齢者へのアロママッサージが睡眠導入に有効であること、精神科の患者に足浴やフットケアで日課の参加意欲が高まることなどのリラクセーション効果が示されている。
- このことは、患者の身体的、精神的・心理的な安寧（Well-being）を高めることにつながる。
- 副作用に注意して、看護師が対人関係を通して提供できる看護である。

[安藤満代]

マインドフルネス

1. マインドフルネスとは

- マインドフルネス（mindfulness）は、ジョン・カバットジン（Kabat-Zinn J）が中心になり、マインドフルネス・ストレス低減法（Mindfulness - Based Stress Reduction：MBSR）として開発した。
- マインドフルネスは、意図的に、価値判断を行わずに、今、この瞬間に集中する方法である。
- 心の中に沸き起こってくる感情や思考に対して、直接注意を向けて、受容しながら見つめ、観察することで、距離を保ちながら問題を解決していく。
- マインドフルネスの構成要素は、呼吸法、ボディ・スキャン、ヨーガ瞑想、座る瞑想、歩く瞑想などがある。

2. マインドフルネスの効果

- マインドフルネスは、全般性不安障害、社会不安障害、うつ病、摂食障害、薬物乱用、などの精神的問題の改善、さらに慢性疼痛、高血圧、不眠症、がん患者の心理的問題の改善などにも効果がある。
- マインドフルネスを応用した療法であるマインドフルネス認知療法（Mindfulness-Based Cognitive Therapy：MBCT）は、うつ病の再発予防などの効果がある。
- その他にも、感情のコントロール、衝動性の低下、ストレス軽減、疲労の軽減、仕事のパフォーマンスの向上、医療職者のストレス軽減やレジリエンスの向上などの効果がある。

3. トラウマインフォームドケアの視点から

- マインドフルネスは、トラウマインフォームドケアの「看護師や当事者に感情のコントロールを支援し、患者が自分でエンパワメントすることができる方法」という考え方が一致している。

［安藤満代］

アンガーマネジメント

1. アンガーマネジメントの概要

- アンガーマネジメントは、怒りの感情と上手に付き合うための心理トレーニングである。
- 目標は、怒りを取り除くことではなく、怒るべき場面で上手に怒り、怒る必要のない場面では怒らないことである。

2. 怒りとは

- 怒りは基本的な防衛の感情である。
- 生命や家族が危険にさらされたり、大切にしている価値観が傷つけられたりした時に、怒りという感情を用いて、危険から回避しようとする。
- 自分の怒りや譲れない価値観「べき思考」の傾向を知る。①公明正大、②博学多才、③威風堂々、④外柔内剛、⑤用心堅固、⑥天真爛漫、の6つのタイプがあり、例えば、公明正大であれば正義感が強く、マナー違反や規則に従わない人に怒りを感じるタイプである。

3. アンガーマネジメントの具体的な方法

- 怒りに振り回されないようにするためには「対処法」（怒りにすぐ効く方法）と「体質改善」（怒りにくい考え方を身につける方法）の2つがある。
- 対処法として、怒りの衝動は6秒以内に起こると言われており、6秒をやり過ごすために、①感じている怒りに点数をつける、②少しその場から離れてみる、③深呼吸をする、④落ち着くことを考える。
- 体質改善として、自分の怒りを書き出す。また、「○○べき」を洗い出す。自分がどんなことに怒りを感じやすいのかという傾向や自分が大切にしている価値観を理解できる。
- 普段から気をつけることとして、マイナスな状態（体調不良、疲労感、睡眠不足、空腹等）を緩和することやネガティブな感情（不安、孤独感等）を小さくすることである。

4. 看護と注意点

- アンガーマネジメントの治療プログラム導入時は、怒りと攻撃的な問題行動に対する治療に取り組むことについて、患者に合意を得て始める。
- プログラムの目標は、自分の感情や行動は自分で決めることのできるものである、ことを意識する。

[田中留伊]

クライシスプラン

1. クライシスプランの概要

● クライシスプランは、安定した状態の維持、また病状悪化時の兆候が表れた際の自己対処と支援者の対応について、病状が安定している時に合意に基づき作成する計画書である。

● 日本では、2005年に施行された医療観察法の医療の中で積極的に活用し始めた。一般の精神科医療ではマンパワーの不足や、入院期間が短いこともあり、運用が難しいと考えていたが、精神障害者の地域生活支援のための計画として、普及し始めている。

2. クライシスプランの作成方法

● ①利用者を選定、②導入を促す、③クライシスプランの説明、④目標の確認、を行う。本人の目標を確認し、実現するには、良い状態が長く続くことが近道であることを説明する。

● ⑤良い状態の時、注意状態の時、要注意状態の時について、状態や症状を確認する。⑥それぞれの状態に応じた対処方法を確認する。⑦病状の変化や状態の変化に関わるストレスを確認する。

● ⑧状態悪化時の希望の確認をする。周りの人にしてほしいことやしてほしくないことを確認する。

● ⑨クライシスプランの内容を抜き出し、毎日つけられるセルフモニタリングシートを作成する。

● ⑩主治医や訪問看護師、家族など周りの人と共有する。

● ⑪立案したものが完成ではなく、周りの人と共有する際や実際に外泊した際に気づいたことなどを加筆・修正する。

● 日常生活に関する情報を入れる。記述は具体的に患者自身の言葉で記述する。

● これらの作成過程は、自らが病気の特徴や必要な医療を理解し、精神症状に対するセルフモニタリング能力を獲得し、自己対処計画を作り、疾患セルフマネジメント能力を高める過程である。

3. 注意点

● 病状悪化時の介入や緊急時の対応に焦点が行き過ぎ、リスク管理に基づく内容にならないようにする。

● 患者が主体的に考えるプランであり、医療者が中心になって作成するとそれは医療者のプランになる。

[田中留伊]

家族支援・家族面接・家族心理教育

1. 家族支援とは

- 家族は患者の回復を支援する重要なキーパーソンである一方、精神障害者の家族との関係が患者の心理的負担となり、回復過程に影響を及ぼすことがある。また、家族が慢性的なストレスに曝されていると、家族の生活そのものが危機状態に陥るため、家族資源に加えて社会的な支援を行う。

2. 家族支援の方法

1) 家族へのアクセス

- 家族は同居者や血縁関係ばかりではないことを踏まえる。
- 家族構成員が担っている役割を把握する。
- 家族間がどのようなに影響しているのかを観察する。

2) 家族支援を行うための面接とアセスメント

- 家族面接は、家族と直接対面し家族が置かれている状況を把握する。家族面接は次の項目についてアセスメントを行う。
- ・患者と家族の関係：患者との距離感、力関係、共感性など
- ・家族と地域社会との関係：近隣者とのつながり、地域活動など
- ・患者の病状に対する家族の態度：患者の病状の理解、患者への情緒的反応など
- ・医療および医療者に対する態度：医療者に対する信頼感、依存など
- ・家族全体の関係：家族内のコミュニケーション、協力関係もしくは対立関係など
- ・家族の心身への影響と人生観：家族の身体症状や心理的反応
- ・障害を持った患者の受容：患者の障害に対する受け止め

3. 家族に対する2つの介入方法

1) 患者の支援者としての家族への介入

- 家族の問題解決能力やコミュニケーション能力の向上および低ストレスの環境調整を行うための心理教育を行う。家族が患者を支援する際には、患者の目標と回復に向けた現実的な設定を行う。家族の負担が過度にならないよう社会資源を探し活用する。

- 家族関係が複雑であり、家族病理が根深い場合は家族療法を行う。家族療法は、家族をシステムとして捉え、個人の問題を、家族間の相互作用の中での解決を促す。

4. 家族心理教育とは

- 家族心理教育は、家族内のコミュニケーションを改善することで、家族内のストレスを減少させて再発を防止する支援方法である。
- 家族心理教育は、医師、看護師、薬剤師、精神保健福祉士などがチームで行う。

5. 家族心理教育の実際

- 家族心理教育のプログラムは、治療者と患者・家族が知識や情報を共有するところから始まる。
- 医療機関や保健所で、家族教室として行うが、家族だけでなく患者も同席することがある。
- 主な内容は、病気や症状の理解と治療回復、症状を改善する薬物療法、利用できる社会資源、困った時の対処法などである。

6. 家族支援・家族面接・家族心理教育と看護

- 家族介入の方向性を明らかにすると共に、介入を行うための治療的契約を得る。
- 治療契約は、単に契約書を交わすだけでなく、家族が専門的加入を受け入れるための協働関係を結ぶことである。
- 家族に対する支援計画と患者に対する支援計画を家族と共に作成する。
- 患者・家族・専門職の間で相互作用が働くように関係を保ち維持する。

[多喜田恵子]

第6章

治療と看護

意識障害
―せん妄・アメンチア

● 意識障害には、意識レベル（清明度）の障害と意識内容の障害（意識変容）があり、この両者の障害の代表が、せん妄とアメンチアである。

1. せん妄とアメンチアの特徴

● アメンチアはせん妄に比べて、意識障害の程度が軽く、本人自身が「よくわからない」感覚を自覚し、困惑した表情をしている特徴がある。

● せん妄患者は、極めて不確かな世界に閉じ込められる苦痛な経験をしている。それを不穏さや不安定さとして表情や声、行動で表現している。

2. せん妄の診断基準と分類

● せん妄（delirium）は、脳の機能不全に基づく、軽度から中等度の意識混濁と意識変容、認知の変化を呈する症候群であり、気分や行動上の障害により症状が多彩である。

● せん妄は、生命予後の悪化、認知機能低下、認知症への移行、意思決定力の低下、心理的苦痛や残遺妄想の形成などの悪影響を及ぼす。

● せん妄は「身体疾患や薬剤を原因として急性に出現する意識・注意・知覚の障害であり、その症状には変動性がある」[1]。

● せん妄の発症率は加齢と共に上昇し、入院中の高齢者では約 40% であり、せん妄に移行する高齢者の 70% には認知機能障害がある [2]。

● せん妄は「過活動型」「低活動型」と各々が混ざる「混合型」の 3 つのサブタイプがあり、臨床では「混合型」が最も多い。（表）

表　せん妄のサブタイプによる症状の特徴

過活動型せん妄 hyperactive delirium	低活動型せん妄 hypoactive delirium	混合型せん妄 mixed delirium
薬剤性の要因に多い	高齢者・代謝性の要因に多い	
・運動活動性の量的増加 ・活動性の制御喪失 ・不穏 ・徘徊	・活動量の低下 ・行動速度の低下 ・状況認識の低下 ・会話量の低下 ・会話速度の低下 ・覚醒の低下／ひきこもり	過活動型ならびに低活動型両方の症状

- 身体状態が重篤であるほど、過活動型せん妄より低活動型せん妄が生じやすく、低活動型せん妄は、過活動型せん妄よりも長期化する傾向がある [3)]。
- 看護師は、低活動型や混合型を見逃しやすい。

3. せん妄と鑑別が難しい疾患
- 認知症とせん妄の合併率は入院患者で 50% 以上であり、症状が重なるために鑑別が難しい。活動量の低下、無気力、会話量の低下等は、うつ病と低活動型せん妄に重なる症状であり、鑑別が困難である。
- 鑑別のポイントは、せん妄に認める急性発症、意識の障害、変動性、可逆性の有無であるが、これは一部の認知症にも認めるため、複合的に評価する。

4. せん妄の評価ツール
- せん妄の評価ツールとしてスクリーニングには、CAM（Confusion Assessment Method）、DST（Delirium Screening Tool）、NEECHAM（NEECHAM Confusion Scale）、重症度評価には DRS-R-98（Delirium Rating Scale Revised 98）等がある。

5. せん妄の治療
- 薬物療法はあくまでも対症療法であり、治療の基本原則は原因の除去である。過活動型や混合型のせん妄に対しては主に抗精神病薬を用いる。
- 内服不可能な場合はハロペリドール（セレネース）、内服可能な場合はクエチアピン（セロクエル）、ペロスピロン（ルーラン）、リスペリドン（リスパダール）、オランザピン（ジプレキサ）が推奨される。

[山内典子]

第7章

主要症候、主訴

文献
1) 日本精神神経学会日本語監修：DSM-5 精神疾患の診断・統計マニュアル. pp588-594. 医学書院，2014.
2) 日本総合病院精神医学会せん妄指針改定班編：増補改訂せん妄の臨床指針. 第2版. p19. 星和書店，2015.
3) 上記. p14.

自殺念慮・希死念慮

1. 自殺念慮・希死念慮と具体的症状

- 自殺念慮（suicidal ideation）は、本人にとって耐え難い苦痛があり、そこから逃れる方法がなく、すべてを終わらせるには「死」しかないという考えに支配されることである。
- 「死にたい」と発言するのが希死念慮であり、さらに具体的な方法まで考えていると自殺念慮になる。
- 自殺念慮・希死念慮が強まると、自殺の計画を立てて準備をし、最終的に自殺に至る。

2. 自殺念慮・希死念慮の成り立ち

- 自殺念慮・希死念慮の背景には、うつ病が存在することが多いので、うつ病患者の自殺のリスクアセスメントを行う。
- うつ病患者は急性期から回復期まで、常に自殺念慮・希死念慮を抱いている。急性期では体を動かす気力もないため、自殺企図に至るのは体が動くようになる回復期が多い。
- うつ病だけでなく、統合失調症、アルコールなどの物質関連障害、パーソナリティ障害でも自殺念慮・希死念慮がある。

3. 自殺念慮・希死念慮と心理社会的反応

- 自殺念慮・希死念慮は1つの要因で生じることは少なく、精神疾患以外にも身体的な健康問題、経済問題、失業、生活苦、対人関係、家庭問題、環境の変化、喪失体験など様々な問題が背景に存在する。

4. 自殺念慮・希死念慮の診断・検査

- 「死にたい」と言葉にしている場合は、希死念慮と判断する。その他に、自殺の計画や手段を用意している、自傷行為が認められる、絶望感や無価値観を言葉にしている、といった状況を確認した場合は、自殺念慮と判断する。
- 過去に自殺未遂歴がある場合は、言葉に出していなくても自殺念慮・希死念慮が内在している自殺の高リスク者である。

5. 自殺念慮・希死念慮の看護

1) 治療の第1段階と看護ケア

- 自殺念慮・希死念慮の背景にある精神疾患の治療を優先する。疾患に合わせた看護ケアを行う。
- 死の話をするには、お互いの関係を構築していること

が前提になる。普段からコミュニケーションを取り、死について話せる関係を築く。

2) 治療の第2段階と看護ケア

● 自殺について積極的に話題にして尋ねる。話をする際は TALK の原則を用いる。

TALK の原則

> Tell：誠実な態度で話しかける
> Ask：自殺についてはっきりと尋ねる
> Listen：相手の訴えや思いを傾聴する
> Keep safe：安全を確保する

● 患者が「死にたい」と発言した場合、励ますことや、明るい話題に変えることはしない。患者と真摯に向き合い、「死にたい」くらいつらいという思いに共感し、患者の話を傾聴する。

● 話をする際は、相づちや頷きなどの聴く姿勢を意識し、沈黙を有効に活用する。

● 患者が「死にたい」と言葉にするだけなのか、計画まで考えているのかを確認する。具体的な行動を述べている場合、自殺念慮が強い。

● 自殺念慮が強い場合、自殺を防ぐための環境整備を行う。紐になり得る物は身近に置かない。その他、薬物や鋭利な物がないかを確認する。

● 観察を頻回に行い、いつもと違うという感覚を大事にする。患者のちょっとした変化など、感じたことを医療チーム内で情報共有をする。医療スタッフ同士のコミュニケーションが自殺予防につながる。

3) 治療の第3段階（回復期）と看護ケア

● 回復期に入り、「死にたい」と言葉にしなくなった場合においても、自殺念慮・希死念慮は存在する。

● 退院が近づくと悪化しやすいため、回復期も引き続き注意して関わる。

● 退院に向けて患者を孤独にしない。

● 退院後の生活は、家族、病院、社会とのつながりを維持できるように計画し、患者にもつながりを意識して生活するように伝える。

[櫻井信人]

攻撃的言動・暴言・暴行

1. 攻撃的言動・暴言・暴行とは

- 「攻撃的言動・暴言・暴行」はすべて異なる性質を持っている。
- 攻撃的言動は攻撃の一形態であり、暴言は暴力の一形態として表現するものである。また暴行は「人に向けた有形力の行使」という刑法上の規定による表現であり、暴行という時には具体的に有形力を行使したかどうか、つまり物理的な力を人に向けて使ったかどうかが問われる。
- 攻撃は危害を加えることを意図した行動である。つまり攻撃者がそれを意図した行動であれば攻撃的、あるいは攻撃と言う。
- 暴力には様々な定義があり、ここでは「危害を加える要素を持った行動（言語的なものも含む）で、容認できないと判断するすべての脅威を与える行為」[1] とする。つまり暴力には意図の他に「誰かが容認できないと判定する」いう規範概念がある[2]。
- 一般には攻撃のうち有害さの大きなものを暴力というが、混同して用いていることが多い。
- いずれにしても「攻撃の意図」に目を向けると、本来意図したかどうか、は行う側の認識である。しかし「患者は攻撃的言動（暴言）を繰り返す」「目つきが険しく口調が乱暴で暴言をいう」などと看護記録に書いている場合それは看護師の評価である。このことは重大な問題をはらんでいる。
- 精神科で行う治療の中には時に強制性を帯びているものがあるが、強制は本来攻撃の一形態とみなされるのであるから、看護師の行為そのものが攻撃になりうる。
- 例えば、看護師の強制に対して当時者が看護行為こそ暴力だと思って自分を守るためにした攻撃的行為が当事者の暴力とみなされる[3] 危険がある。

2. 暴言・暴行の成り立ち

- 悪口は、①悪口を言った相手を自分より低くランクづけするため、②圧倒的に低い地位に置かれたものが何とか抗おうとして発するもの[4]、である。特に②の場合には、強制的な治療に対する患者のメッセージである。
- 暴行は人に向けた有形力の行使であるが、精神科で起こる暴行は、激しい幻覚妄想や認知機能の低下などの

判断能力が十分に働かない状態で起こるものから、強制医療への抵抗から起こる場合や、当事者同士の諍いなどがある。

- いずれの場合にも当事者の暴行は当然社会的には認められないにしても、病状がもたらす、自分がどうなってしまうかわからない恐怖、自分の処遇への恐怖、制限された権利への抵抗、というように当事者にとっては「やむにやまれぬ行動」であり、極端な表現方法の1つである。

3. 暴言・暴行と心理社会的反応

- 暴言や暴行に対しては「場所の公共的安全が脅かされる」という性質がある。
- 場の安全を脅かすことで当事者はより孤立した状況に置かれることになる。
- このような状態の時、当事者は自分で自分の責任が取れない状況（クライシス）にある。

4. 暴言・暴行の看護

- 看護師と当事者がお互いを理解し、「患者の1人」ではなく大事な仲間として「敬意のある関心」を示す。
- 看護の基本は当事者の不安をとることではない。当事者が対人関係、規則、そして物理的環境に安心できることにある。
- この姿勢がお互いの対立を防ぎ、安心をもたらす。
- 看護師は当事者のリカバリのため、一時的に責任を引き受ける必要があるり、その際には専門的な介入のトレーニング[1]が役に立つ。

[下里誠二]

文献
1) 下里誠二編著. 日本こころの安全とケア学会安全とケア学会監修：最新CVPPPトレーニングマニアル. pp. 中央法規出版. 2019.
2) 飯野勝己. 樋口浩造：暴力をめぐる哲学. pp. 晃洋書房. 2019.
3) 宇田川健：対話の場としての保護室体験及び拘束されてもリカバリー. 日こころの安全とケア会誌. 1 (1). 23-29. 2019.
4) 和泉悠：悪い言語哲学入門. pp145-147. ちくま新書. 2022

衝動性

1. 衝動性とは

- 衝動性（impulsivity）は抑制がきかずに行動する傾向のことで、熟慮性と対比する。
- 「衝動買いをしてしまう」「つい衝動的に食べてしまう」と一般的に用いられているように、衝動性とは程度の差はあれ誰でも持つ傾向の1つである。
- 衝動性が強すぎる場合は、衝動的な暴力のように犯罪や本人の不利益になることがある。

2. 衝動性の成り立ち

- DSM-5は注意欠如・多動症で解説し、事前に見通しを立てることなく即座に行い、および自分に害となる可能性の高い性急な行動（例：注意せず道に飛び出す）のことである[1]としている。
- 目先の小報酬を優先するタイプと、行動を抑制することができないタイプに大別できる[2]。
- 脳科学的には、前頭前野が衝動性を司るとしており、また神経伝達物質としてのモノアミン、特にセロトニンの低下が衝動性に関与するとしているが、一定の結論には至っていない。
- 衝動性が問題となる疾患としては、物質使用障害での衝動的な物質使用や、病的賭博、摂食障害での衝動的な摂食行動、躁状態での浪費など、またうつ病での自殺衝動、パーソナリティー障害での反社会的行動などがある。発達障害では特にADHDにおいては診断基準に多動−衝動性がある。この他、抜毛症などの自傷行為や、放火などの触法行為も衝動性に関わる。

3. 衝動性と心理社会的反応

- 衝動性の高さに基づく行動は本人の不利益となる場合が多い。特に司法領域では怒りのコントロール不良による衝動的な暴力のように刑罰法令に触れることがある。
- この背景は、多様で複雑化した本人の生活上の困難があり、幼少期から失敗を繰り返してきたことによる。
- 逆境的小児期体験（Adverse Childhood Experiences：ACEs）によると、小児期に虐待に限らず、大事にされないという逆境的体験を経験していることで大人になってから認知的・情動的な社会生活上の困難を持つ。
- 結果として、社会的に孤立した状態になり自分なりに

何とか懸命に対処しようとした結果、また犯罪に至る[3]。

● このような背景を持ちつつ孤独な状況にいて衝動行動を繰り返すことで、捕まる、あるいは叱責されることを繰り返すと学習性無力感によって「どうせ自分なんか」と自暴自棄になりやすい。

4. 衝動性の診断・治療

● 衝動性については、「浪費で家計が破綻する」「誰かを傷つける」という社会的な問題行動として評価され顕在化することが多い。

● 衝動性に対しての治療は、主に原疾患への治療になる。

● 症状としての衝動性に対して薬物療法や認知行動療法などを用いる。

5. 衝動性の看護

● 最も注意すべきは「衝動コントロールができない」「欲求を抑えられない」という表現の中に、人の道徳的価値を低く評価する文脈が含まれることである。

● アセスメントと称して、人の価値を低く見積もれば当然当事者との間に摩擦が生じる。

● 衝動的な行動に対して、「困った行動」と考えずに当事者の味方になるという姿勢を持つ。

● 衝動的な行動が出現しそうな場合は、制限設定（容認される行動の限界を決め、その時にどのように援助するかを当事者の視点から決める）をする。

[下里誠二]

文献
1）日本精神神経学会日本語監修：DSM-5 精神疾患の診断・統計マニュアル．p60．医学書院，2014．
2）増井啓太，野村理朗：衝動性の基盤となる構成概念，脳，遺伝子多型について，— Stop Signal Paradigm の観点より．感情心理学研究，18（1），15-24，2010．
3）水藤昌彦：当事者と援助者の共助する関係．pp21-22．現代人文社，2020．

幻覚

1. 幻覚と具体的症状

● 幻覚（Hallucination）は、「外的対象からの刺激がないにもかかわらず、それを知覚しているとする私的な確信的体験」で、幻聴、幻視、幻嗅、幻触、幻味、体感幻覚がある。

● 幻聴は、統合失調症に多く、①考想化声、②対話性幻聴、③行為批評幻聴の3種類がある。

● 幻視は、レビー小体症に多い。アルコール依存症の離脱症状では小動物や昆虫が見える。統合失調症は、「見られている」「のぞかれている」という幻視が注察妄想と結びつく。

● 幻嗅は、食べ物が便臭がする、自分の身体が悪臭がする、などがある。

● 幻味は、食べ物の味が変などという感覚から被害妄想と結びつきやすい。

● 体感幻覚は、脳の中を手でこねられる、腸が出ていく、などの感覚を体験する。

2. 幻覚の成り立ち

● 患者は最初のうちは半信半疑の時もあるが、明瞭な実感を伴うようになると周囲からの指摘・説得によって判断を変えることはない（病識欠如）。

3. 幻覚と心理社会的反応

● 人からの注目を恐れ、周囲の物音に脅えて、家や自室に閉じこもる生活を送る。

● 幻聴で指示的性質が強くなると、自分の考えや行動が誰かに操られているように感じる（させられ体験）。

● コントロールを喪失（無力感）した感覚になり、強い不安や不穏、精神運動興奮を伴う。

● 幻覚によって意欲の消失ないし低下、自己不確実感を体験する。

4. 幻覚の治療

● 薬物療法は非定型抗精神病薬を用いる。

● ある程度のコントロールができたら、認知行動療法、心理教育、作業療法、レクリエーション療法、家族療法を行う。

5. 幻覚の看護

1）副作用の観察

● 抗コリン作用、パーキンソン症候群、悪性症候群、水中毒の徴候を観察する。

- 患者が薬物療法の副作用で感じている苦痛と、客観的に判断できる状態を観察して対策を考える。

3）治療の第1段階と看護
①患者との間に信頼関係を築く
- 幻覚の症状をチェックするような面接はせず、行動の変化、生理的覚醒度の変化、認知的対応行動を観察する。

②患者が幻聴で苦しんでいる場合
- 丁寧に説明をして入院と治療が安心できることを保障する。
- 幻覚により不足している睡眠、休息、栄養、水分摂取、排泄、整容への援助を行う。

4）治療の第2段階と看護
①患者・家族への教育
- 患者は、「自分が苦しんでいたのは幻覚のせいなのだ」と自覚する時期に、病気への理解を促す。薬物療法と休息が助けになることを、言葉にして伝える。
- 本人と家族に疾病教育を行い、家族も同様に患者の病気について理解を深める。

②セルフケア能力への支援
- 患者は徐々にセルフケア能力が高まるので、不足しているところを支援する。外出や外泊も重要な治療になる。無理はしないで、幻聴が強くなった時には頓服薬を飲む、横になる、家族と会話することなど、自分に合った対処の仕方を試行する。

5）治療の第3段階（回復期）と看護
- 患者と家族が社会復帰する準備の支援をし、必要な社会資源への橋渡しをする。
- 幻覚によって傷ついた精神機能は、脆弱性が完全には払拭されない。
- 過重なストレス、予測外の出来事には対処できないことが多い。
- 無理をしないで、支援を得て、徐々に社会生活に溶け込んでいくことを伝える。患者は幻覚が生じても、現実の世界では幻覚は生じていないことを実感すれば、幻覚に影響を受けることなく生活ができる。

〔川野雅資〕

妄想

1. 妄想と具体的症状

- 妄想（delusion）は、内因性精神病の代表的な状態像の1つである。
- 現実には起こりえていないのに、本人には強い確信となる思考形態である。
- 他者からの訂正には応じることができず、あまりに訂正を強いると本人は訂正している他者に強い不信感を抱く。
- 妄想の主題は、①被害（迫害）、被毒、注察、嫉妬、盗害妄想などの被害妄想群（関係妄想に結びつきやすい）、②微小、貧困、罪業、心気、疾病妄想などの微小妄想群（否定妄想、虚無妄想、加害妄想、忌避妄想などと結びつきやすい）、③誇大、血統、啓示、預言者、宗教、空想妄想などの誇大妄想群、④被影響妄想、つきもの（憑依）妄想、変身、獣化妄想などの被影響妄想、の4つの分類がある。

2. 妄想の成り立ち

- 妄想には、漠然とした不自然な雰囲気を感じる妄想気分、具体的な意味を感じる妄想知覚、周りに関係なくおのずと湧き上がってくる妄想着想がある。
- 生活習慣が妄想を増強させる可能性がある。具体的には、昼夜逆転の生活やひきこもり、友人がいない、悪化した家族関係などが、現実の世界から妄想の世界へと導きやすくなる。

3. 妄想と心理社会的反応

- 妄想が生じることによって、二次的に昼夜逆転、入眠困難などの睡眠障害、いらいら、不安、恐怖、興奮などの気分や行動の障害、不登校、出社拒否、ひきこもりなどの社会性の障害が起こり、自ら積極的あるいは健全な対人関係を作ることが難しくなる。

4. 妄想の診断・検査

- 妄想内容の言動や様子の違和感、そして全体的に精神障害者独特のプレコックス感を本人の外見、会話内容、家族や友人からの聴取で判断する。
- 精神症状検査は、BPRS や PANSS がある。

5. 妄想の治療

1) 薬物療法
- 薬物療法は非定型抗精神病薬を用いる。

2) 精神療法
- ①支持的精神療法、②認知療法、③家族療法、がある。

6. 妄想の看護

1) 治療の第1段階と看護ケア
- 急性期は、閉鎖病棟に入院することが通常なので、患者との間に信頼関係を築き、安心して、安全な治療・看護を患者は受けられていることを保証する。
- 妄想によって不足となった睡眠、栄養、排泄、休息への援助を行う。

2) 治療の第2段階と看護ケア
- 自分が苦しんでいたのは妄想のせいなのだ、と自覚することがあるので、この時期に病気への理解を促す。
- 徐々にセルフケア能力が高まるので、不足しているところ、例えば、金銭管理、潤いのある生活、レクリエーション活動などの支援をする。
- 外出や外泊で、社会の刺激の中で妄想が増強しないか、強くなった時の自分に合った対処の仕方を試行し、体得する。患者の効果的な対処行動を支持し、できたことを認める。
- 家族心理教育を行う。家族は、対応に困っていた患者から一時的に離れることによって、もう一度冷静に患者の病気に対処する力が湧いてくる。時には、家族同士の家族教室が役に立つ。

3) 治療の第3段階（回復期）と看護ケア
- 患者と家族が社会復帰の準備をする支援をする。
- 妄想で傷ついた精神機能はその脆弱性が完全に払拭されたわけではない。脆弱性があるので、患者も家族も、受け入れる社会も理解して、無理をしないで、徐々に社会生活に溶け込んでいく計画を共に立案する。
- 患者の希望を聞いて、規則正しい生活を送る生活環境と楽しみや潤いがある退院生活を患者と共に立案する。
- 外来通院を継続して、服薬を正確に行う計画を立てる。

[川野雅資]

緊張病症状

1. 緊張病症状とは

- 緊張病症状（Catatonia symptoms）は、統合失調症、抑うつ症などの精神疾患、感染症、自己免疫疾患などの身体疾患、薬剤などにより発現する。
- 緊張病症状には 3 つのタイプがあり対応する脳内基盤が異なる。
  ①情動処理機能の障害で、不安や焦燥感、興奮。
  ②自発的な行動ができなくなる実行機能の障害。
  ③自律神経機能の障害で、呼吸、脈拍、血圧、体温などのバイタルサインの亢進。
- 具体的な症状は、精神運動興奮、不自然な姿勢、拒食や無言、わざとらしさ、昏迷、常同症、反響現象、命令に無判断に従う、などである。

2. 緊張病症状の成り立ち

- 脳血流量の増減や、脳内神経伝達物質の異常、脳の形態学的異常が関与している。

3. 緊張病症状と心理社会的反応

- 緊張病症状は、周囲の人が奇異に感じ、対人関係に支障がある。
- 昏迷は自発的な行動が失われるため、セルフケア全般が不足する。

4. 緊張病の診断・検査

- 不安・恐怖の体験を患者や家族から聴取する。Bush-Francis Catatonia Rating Scale（BFCRS）[1]、SPECT、PET、f MRI、MRIT1 強調画像、生化学的検査、ベンゾジアゼピンの注射を併用した診断面接。

5. 緊張病症状の看護

　　1）治療の第 1 段階と看護ケア

- 不安や恐怖への反応で興奮や攻撃性があるため、患者と周囲の患者や医療者の安全を確保する。
- 治療的な人間関係の構築に努め、安全感や安心感を持てる環境を提供する。
- 薬物療法や修正版電気けいれん療法などの診療の補助と、効果や副作用のモニタリングを行い、医師と連携して対応する。
- 全身状態の観察とセルフケアレベルに合わせた日常生活の全介助、又は部分介助を行う。

　　2）治療の第 2 段階と看護ケア

- 治療的な人間関係を深めながら、セルフケアレベルに

合わせて部分介助、または支持・教育的な看護を行う。
- セルフケア上の目標を一緒に立て、できていることを承認・称賛する。
- 暴力のリスクがある場合は、当該患者や他患者、医療者の安全を確保する。
- 治療の第1段階でのことを患者は記憶していることが多いので、大変だったことをねぎらう。

3) 治療の第3段階（回復期）と看護ケア
- 退院後の生活を見越して目標を立てて患者が取り組めるようにサポートする。
- 退院後のクライシスプランを患者と一緒に立案する。
- 退院後の生活のプランを一緒に立て、必要なスキルを獲得するのをサポートする。

[松枝美智子]

文献
1) 幾瀬大介ら：緊張病症候群のために Diazepam 坐剤を使用した 22 例の臨床的特徴. Jpn J Gen Hosp Psychiatry, 26（3）：260-269, 2014.

感情の乏しさ
―抑うつ・アンヘドニア・感情鈍麻・アパシー

1. **感情の乏しさと具体的症状**
   - うつ病の代表的な状態像の1つであり、他の疾患でも出現する。
   - 感情の乏しさ（Decreased emotional expression）には、次の4つがある。
   ① 抑うつ（Depression）気分：気分が沈み込む
   ② アンヘドニア（Anhedonia）：和訳は快感消失、ポジティブな感情が失われる
   ③ 感情鈍麻：喜怒哀楽などの感情を感じにくくなる
   ④ アパシー（Apathy）：和訳は無気力、意欲低下で発動性が低下する
   - 抑うつ症、統合失調症、パーキンソン症候群、ゲーム・ネット依存、不安症、心的外傷後ストレス障害などで生じる。

2. **感情の乏しさの成り立ち**
   - 脳内ネットワークの異常や、機能障害が症状をもたらす。

3. **感情の乏しさと心理社会的反応**
   - 症状により、生きる意欲が低下し、セルフケア全般にわたり不足が生じる。

4. **感情の乏しさの診断・検査**
   - DSM-5による系統的な診断面接、心理検査、薬物療法の効果判定、血液バイオマーカー、Task-fMRI、Resting-fMRIにより確定診断を行う。

5. **感情の乏しさの看護**
   1) 治療の第1段階と看護ケア
   - 治療的人間関係を構築し、安心・安全感を感じられる環境を創出する。
   - セルフケアのレベルに合わせた看護を行う。
   - 症状改善の見通しを患者に伝えて、治療を適切に受けられるようにサポートする。
   - 薬物療法や修正版電気けいれん療法等の作用と副作用をモニタリングし、医師と連携して対応する。
   - 検査の目的と方法の丁寧な説明、修正版電気けいれん療法等の前処置の実施、治療が確実に行われるよう診療の補助を行う。
   - 自殺のリスクアセスメントを行い、安全を確保する。
   2) 治療の第2段階と看護ケア
   - 回復期には自殺のリスクが高くなるため、自殺のリス

クアセスメントを行い、患者の少しの変化も見逃さず、安全を確保する。
- 患者のセルフケア上のニーズとその根底にある欲求を明確にし、欲求が充足できる方向で患者が目標を立てサポートをする。
- リハビリテーションや各種の精神療法に対する患者の反応を捉え、医師と連携して対応する。
- 治療が確実に継続できるようにサポートする。
- 1日をリズミカルに過ごせるように患者と一緒に日課表を作成し、患者の好みに合わせて有酸素運動や作業療法が行えるようにサポートする。

3）治療の第3段階（回復期）と看護ケア

- 退院に向けた目標を共有し、退院後の生活を一緒に考える。
- 退院後に再度危機状態に陥った場合のクライシスプランを一緒に立案する。
- 退院後に活用できる社会資源について一緒に考え、調整する。

[松枝美智子]

気分の高揚

1. 気分高揚と具体的症状

- 身体の調子や感情を含めて、すべての生命活動の基礎となる気分、すなわち「生命感情」が全体に亢進する状態。
- 生命的気分が高揚した状態で、爽快で楽観的な気分をいい、躁病で顕著である。
- 具体的な3つの状態が現れる。
- ①気分と感情：病的爽快感が1日の大半を占める。多幸感と共に自己肯定感が高まり、些細な刺激に過敏に反応し攻撃的になりやすい。
- ②行動と活動：睡眠欲求が減少し活動性が亢進する。多弁で早口、話題が次々と変わる。他者に対して高圧的でトラブルを起こしやすい。食欲や性欲の亢進により逸脱行為がある。浪費をする。
- ③思考や意欲：アイディアがあふれ自己肯定感と万能感が強くなり、誇大的な妄想につながる。注意散漫で作業能率が悪く生産性が低い。

2. 気分高揚の成り立ち

- ドーパミンやノルアドレナリンなど活動性の神経伝達物質の増加による。
- 大きなライフイベント（結婚や昇進など）や、ストレスに対する防衛反応。

3. 気分高揚と心理社会的反応

- 気分高揚によって、人間関係を著しく損ねる可能性や、社会的・職業的機能に影響を及ぼし、社会的信用失墜につながる。

4. 気分高揚の診断・検査

- 本人は症状を自覚しにくいため、本人の外見や会話内容、家族などの身近な者からの情報を聴取する。
- 脳血管疾患や代謝性疾患、感染症などの要因がないか鑑別する。

5. 気分高揚の看護

1) 治療の第1段階と看護ケア

- 気分安定薬などの薬物療法を行う。興奮や攻撃性が顕著であれば抗精神病薬を併用する。
- 興奮が強く意思疎通が十分に図れない場合であっても、短い言葉でインフォームド・コンセントを行う。
- 静かな環境の調整と自傷他害の防止をし、安全と休息を確保する。精神保健福祉法に基づき、一時的な隔離

や身体拘束を行う場合がある。
- 議論を避け、丁寧かつ友好的に信頼関係を築く。一度に多くの情報を伝えない。
- 飲食の亢進はないか、脱水や電解質バランスの問題はないか観察する。
- 活動と休息のバランス、清潔セルフケア行動ができているか観察し、不足している部分を援助する。

2）治療の第2段階と看護ケア
- 併用していた抗精神病薬は漸減し、気分安定薬による薬物療法を継続、支持的精神療法を行う。
- 急性期症状により社会生活上の大きな傷跡が残ったり、自分自身で悔いたり悩むことがあるため、トラウマインフォームドケアを意識し看護に当たる。
- 徐々に行動範囲や対人交流の拡大を行う。
- ADL およびセルフケア行動の確認を行い、不足部分の援助から自立へ段階的に支援する。
- セルフモニタリングやクライシスプランについて紹介し、自分自身で対応できる手段を獲得できる支援を行う。

3）治療の第3段階（回復期）と看護ケア
- 薬物療法を継続しながら、社会復帰を目指し、疾病や内服についての心理教育、治療アドヒアランス獲得のための認知行動療法を行う。
- 社会復帰への準備として、外出や外泊訓練、退院前訪問を行い、刺激や行動範囲の拡大を図る。
- 家族や職場関係者を交え、退院後の生活設計を話し合う場や疾病教育の場の調整を行う。

［戸田岳志］

第7章

主要症候、主訴

抑うつ状態

1. 抑うつ状態と具体的症状

- 抑うつ状態（depressive state）は、気分が滅入る、悲哀感、自責感、興味の喪失、憂うつ、寂しい、喜怒哀楽の感情がなくなる、何もかもつまらなくなる、何をするにも億劫、自信が持てない、など多彩な感情の変化に伴うエネルギーの低下と、落ち込んだ気分が現在、未来、過去についての絶望的な考えと結びつく抑うつ的な考え方および物事の受け止め方、が相まった状態である。そうであっても日常生活を何とか遂行できる。

2. 抑うつ状態の成り立ち

- 抑うつ状態の要因をあげる。
- ①身体疾患（がん、感染症、神経疾患、内分泌疾患、脳血管疾患、など）
- ②精神疾患（気分障害(うつ病には必発、産後うつ病)、統合失調症、ストレス関連障害、PTSD、物質依存、一部のパーソナリティ障害、摂食障害、発達障害、など）
- ③治療（抗精神病薬、入院、拘束的な処置、閉鎖的な環境、不自由な規則、長時間の点滴、など）
- ④生活出来事（昇進・昇格・転勤・入学などライフイベント、近親者・ペット・職業・財産などの喪失、過重な課題・失敗などのストレスフルな出来事、台風・地震などの自然災害）
- ⑤特定の要因がない場合がある

3. 抑うつ状態と心理社会的反応

- 自信喪失、自尊心・対処力・意欲・問題解決力・活力の低下、物忘れ、思考がまとまらない、時間管理がうまくできない、など、社会生活をスムースに送る力が低下する。
- 疲れやすい、入眠困難、短時間覚醒など生活の質低下が生じる。

4. 抑うつ状態が生じる病態生理

- 抑うつ状態は、抑うつ的な思考の傾向、自信が持てない、気持ちを開放するのが得意ではないなどの性格傾向、および外傷体験、ストレスが強い出来事に遭遇するなどの外傷体験により生じる。脳の影響は明らかでない。

5. 抑うつ状態の診断・検査

- 抑うつ状態は、表情や動作に反映するので外観、整容、話し方、歩き方、表情、姿勢を観察する。本人、家族、職場の人から聴取する。観察で明らかに違和感がある時はうつ病との鑑別診断を行う。

6. 抑うつ状態の看護

1）治療の第1段階と看護ケア

- 患者にとってストレスとなっている原因から切り離し、安心して休める環境を整え、十分な睡眠と休息をとる。
- 休んでよいことを保障し、自尊心を傷つけない。
- 看護師が安心できる存在になる。
- 安楽を感じる物、例えば音楽、アロマ、電子機器があれば、使用できるように調整する。
- 睡眠導入剤や抗不安薬を希望する場合は、患者の希望をかなえる。
- 内服薬の効果を共に評価する。
- 好物の食べ物、飲み物があれば、可能な限り満たせるように家族・医療者間で調整する。
- 不足しているセルフケアがあれば、介助の度合いが高くてもよいので、ニードを満たす支援をする。

2）治療の第2段階と看護

- 患者の感情表現を促す対話の時間を設定する。
- 患者は、否定的な出来事や体験、あるいは失敗など他者に話せない出来事を体験し、その時のネガティブな感情を自分の中に抱えたままでいることがある。
- 患者の話を遮ることなく、考えがまとまらず紆余曲折しても、事実を話していただけるように傾聴する。
- 肯定的な感情も否定的な感情も丁寧に聴き、診断的・善し悪しの判断をしない。
- 不足しているセルフケアが徐々に自立できる援助を行う。

3）治療の第3段階（回復期）と看護

- 患者は、抑うつ気分が晴れ、活力が出て元の生活に戻る意欲と対処する力が湧いてくる。
- 再度、類似の出来事や場面に遭遇した時の対処の仕方を一緒に考え、現実的な方策を見出す。
- 家族は、今回の出来事・体験で学んだことを今後に生かすことができるように家族の考えを聞き、必要なことを調整する。

[石川純子・川野雅資]

不安

1. 不安と具体的症状

- 不安（anxiety）は自分を守るための反応であり、特別な出来事や精神的なきっかけで生じる漠然とした恐怖の感情である。
- 適度な不安は注意力を高めて、感覚が鋭敏になるが、不安が高まることによって、行動の効率が悪くなる。
- 不安は以下のような症状がある。
① 主観的な不安：予期不安、不安感、強迫的不安
② 生理的な不安：発汗、動悸、呼吸困難、振戦等
③ 行動的な不安：焦燥、確認、ひきこもり、飲酒等
④ 不安を強化する思考
⑤ 不安の二次的影響：疲労、生活機能の低下

2. 不安の成り立ち

- 幼児期に親が罰などを与えるような教育を受ける、変化への適応に困難がある、そして神経質のようなパーソナリティの場合に不安に対して脆弱になる。
- 不安症群／不安障害群（DSM-5）には以下のものがある。
① 分離不安症：愛着を持っている人物からの分離によって生じる強い不安
② 選択性緘黙：他者の前で狼狽する恐怖から身近な者がいない場では言葉を発することができない
③ 限局性恐怖症：特定の動物、閉所、暗所等の状況、医療行為や自然現象に恐怖を持つ
④ 社交不安：拒絶される恐怖から緊張し、赤面や発汗などの症状で日常生活が困難になる
⑤ パニック症：突然パニックが起こり、動悸、発汗、身震い、息切れなどが起こる
⑥ 広場恐怖症：公共交通機関や広場にいることで強い恐怖を覚える

3. 不安と心理社会的反応

- 不安になることで、人生に対する誤った信念、恐怖や恐ろしいと思う状況を継続的に回避する。
- 自己養育技術の欠如、自信や自己信頼の低下などの状況が起こり、さらに不安が増強する。

4. 不安の診断・検査

- DSM-5 の診断基準で診断する。Anxiety Disorder Specific Survey Measure（不安障害特異的重症度尺度）、リーボヴィッツ社交不安尺度（LSAS-J）で測

定する。

5. 不安の看護

1) 治療の第 1 段階と看護ケア

- 不安や緊張が強い場合は、SSRI を投与する。
- SSRI を内服し始めると、効果よりも先に焦燥感などの副作用が出現することがあるため、観察を行う。
- 服薬が継続できるよう作用機序の説明を行い、服薬することに対する思いを聴く。
- 患者が安心感を抱けるように声かけを行い信頼関係を構築する。
- 腹式呼吸を促し、落ち着く音楽を流す等、患者がリラックスできるように援助する。

2) 治療の第 2 段階と看護ケア

- 自分の状態や考え方の癖に気づくことができるように認知行動療法を行う。
- 導入への動機づけを行い、日常生活の場でも自分の考え方の癖を意識しながら行動するように促し、徐々に適応的な考え方ができるようにする[1]。
- 曝露療法を行う場合は、治療が負担にならないか不安のレベルの観察を行う。
- 不安状況の中で行動できたことに対して認め、励ます。

3) 治療の第 3 段階（回復期）と看護ケア

- 予期不安が起こらないよう、疾患や治療に対する正確な理解を促し、感情を表出しやすい雰囲気を作り、感情を表出した際には肯定的フィードバックを行う。
- 自己洞察ができるように支援する。
- 不安となっているストレス要因を確認し、改善できるように促す。
- 職場の人間関係など急に改善が望めない場合には、カウンセリングを受診できるように促す。
- 飲酒、喫煙、カフェインの摂取、ゲームやパソコンの夜間の操作、睡眠リズムの乱れは不安を増強させる可能性がある。そのため、飲酒等の摂取の漸減する、睡眠リズムを整える、入眠前に軽いストレッチ体操を行う等、生活習慣全般を見直す働きかけをする。

[森千鶴]

文献
1) 坂野雄二：不安障害に対する認知行動療法. 精神誌, 114（9）：1077-1084. 2012.

恐怖

1. 恐怖と恐怖症

- 恐怖（fear）は、外界（環境）にある既知の明らかに存在する対象に対する恐れの感情（情動）を意味し、ある対象・活動・状況によって、自分の存在が脅かされるという危機感を伴う。
- 恐怖症（phobia）は、ある対象や活動・状況に対する不合理で過剰な恐怖の持続があり、原則6か月以上、恐怖や不安、回避が臨床的に意味のある苦痛や、社会的・職業的領域などで機能障害を起こす。

2. 恐怖と具体的症状

- 恐怖反応を引き起こす対象・活動・状況
- ①広場恐怖（公共交通機関の利用、広い場所にいる、囲まれた場所にいる、列に並ぶまたは群衆の中にいる、家の外に1人でいる）
- ②スピーチ恐怖、視線恐怖、赤面恐怖、発汗恐怖、会食恐怖、書痙、振戦恐怖、電話恐怖、腹鳴恐怖、排尿恐怖、醜形恐怖、自己臭恐怖、自己視線恐怖 [1]
- ③限局性の恐怖（動物、自然環境、状況、血液・注射・外傷、その他）

3. 恐怖の成り立ち

- 恐怖の発現には、学習体験、生得的な生物学的要因、遺伝的脆弱性、情報処理や認知に関連したバイアス、養育環境などの要因がある。
- 恐怖反応とは、嫌悪刺激の到来もしくはそれを予期することで生じる反応である。恐怖症では、恐怖反応、予期不安、回避行動という悪循環が生じる。

4. 恐怖と心理社会的反応

- 恐怖反応に圧倒されると、心理的反応として、過度に緊張が高まり、危険に対しては敏感で集中するが、他のことに対する注意力・判断力などは低下する。
- 社会的反応として、恐怖のため、日常生活行動、家事・炊事、職業上・学業上の活動、対人関係、生活習慣などを回避し、社会生活が困難になり、ひきこもる。

5. 恐怖の診断・検査

- 危険な状況に遭遇した時、恐怖が喚起されると扁桃体が活性化し、副腎からストレスホルモンと呼ばれるコルチゾール、ノルアドレナリンなどのホルモンが分泌され、血流に乗って全身にいきわたり、臓器や自律神経が呼吸数や心拍数の増加、血圧上昇などの不安状態

で現れる生理的反応を起こす。
- 恐怖は明確な対象が存在し、不安は対象が不明確である。

6．恐怖と恐怖症の看護

1）治療の第1段階と看護ケア

- 看護師は患者・家族との治療的信頼関係の構築に努め、心痛を受容し共感を示す。
- 患者に静かで刺激の少ない安心感のある環境を提供し、安全を保証する。
- 不安や恐怖反応を軽減するSSRI、抗不安薬、β遮断薬の服薬指導を行い、医師の指示通り与薬する。

2）治療の第2段階と看護ケア

- 恐怖症の病態と治療について説明し、患者に恐怖の刺激となっているものと、日常生活を妨害している回避行動とを区別できるように援助する。
- 社交不安や対人恐怖に対しては、心理教育を用いる。苦手な状況で患者が気にしている特徴を他者が敏感に察知して悪い印象を抱いているという認知と、他者の反応や認知とには大きなズレがあり、患者は誤った推測をしていることの理解を促す。
- 医師と共に系統的脱感作法などの曝露療法について説明し、漸進的に曝露を行い、患者の成功体験を一緒に喜び、肯定的にフィードバックする。
- 日常生活でリラックス感が得られるように腹式呼吸法や漸進的筋弛緩法などのリラクセーション技法を用い、健康な側面を活性化し自律性を高める。

3）治療の第3段階（回復期）と看護ケア

- 家族や友人（恐怖症パートナー）の支援を得ることがエンパワーメントにつながることを伝える。

[村上茂]

第7章

主要症候、主訴

文献
1）山田和夫監修：図解やさしくわかる社会不安障害. pp14-34, ナツメ社, 2014.

パニック発作

1. パニック発作と具体的症状

- パニック発作（Panic Attack）とは、突然理由もなく、激しい恐怖または強烈な不快感の高まりが数分以内でそのピークに達し、その時間内に以下の症状のうち4つ以上が起こる。①動悸、心悸亢進、または心拍数の増加、②発汗、③身震いまたは震え、④息切れ感または息苦しさ、⑤窒息感、⑥胸痛または胸部の不快感、⑦嘔気または腹部の不快感、⑧めまい感、ふらつく感じ、頭が軽くなる感じ、または気が遠くなる感じ、⑨寒気または熱感、⑩異常感覚（感覚麻痺またはうずき感）、⑪現実感消失（現実ではない感じ）または離人感（自分自身から離脱している）、⑫抑制力を失うまたは「どうかなってしまう」ことに対する恐怖、⑬死ぬことに対する恐怖 [1]。
- パニック発作は通常10分〜20分で自然に治まるため救急搬送されても心電図などの検査で異常がなく、精神科を紹介されてくるという場合が多い。
- パニック症／パニック障害（Panic Disorder）とは、予期されない突然のパニック発作を2回以上繰り返すことに加え、いずれかの発作の後、さらなるパニック発作が起こるのではないか、また、その結果「どうかなってしまうのではないか」という懸念（予期不安）や、発作に関連した状況を回避する不適応的な行動（回避行動）が、1か月以上持続している場合に診断する。
- その障害は、身体疾患や薬剤の生理学的作用（アルコールや鎮静剤等からの離脱時）によるものではなく、他の精神疾患では説明ができない。

2. パニック発作の成り立ち

- パニック発作を起こす患者はストレスに対する感受性が高く、不安をためやすい傾向がある（不安体質）。
- パニック発作は、不安体質に環境要因が加わることで発症する。
- 環境要因には、小児期の虐待・離別、大人になってからの人間関係（パートナーの横暴、嫁姑関係など）、本人・家族の病気や障害、経済的問題、仕事や学業の問題などがある。

3. パニック発作と心理社会的反応

- 患者は予期不安が起こると、パニック発作を起こした場所や状況に恐怖心を抱き、広場恐怖を併発すること

が多く、回避行動が進み、1人で外出できなくなり、行動が制限されて、日常生活に支障を来す。

4. パニック発作の診断・検査

● 甲状腺機能亢進症、心筋梗塞、不整脈、貧血、更年期障害などのパニック発作と類似する症状を呈する疾患との鑑別診断をする。

● パニック発作は、不安症群（パニック症を含む）、抑うつ障害群、物質使用障害群、PTSD などに随伴して生じる場合がある。

5. パニック発作 / パニック症の看護

1）治療の第1段階と看護ケア

● 看護師は患者・家族との治療的信頼関係の構築に努め、心痛を受容し共感を示す。

● パニック発作そのものによって死亡することはなく、治療可能であることなどを説明する。

● 抗うつ薬・抗不安薬などの服薬指導を行い、医師の指示通りに与薬する。

2）治療の第2段階と看護ケア

● パニック発作に伴う予期不安・回避行動などに対して、認知の歪みを修正して恐れている状況に段階的に暴露していく認知行動療法を行う。

● 不安・恐怖への対処方法として、呼吸法やリラクセーション法、セルフモニタリングなどの技法を行い、健康な側面を活性化し自律性を高める。

3）治療の第3段階（回復期）と看護ケア

● 家族支援を得ることが患者のエンパワーメントにつながることを伝える。

● 運動することで不安や抑うつ症状が軽くなること、発作を恐れず行動範囲を広げることを勧める。

[村上茂]

第7章

主要症候、主訴

文献
1）日本精神神経学会日本語監修：DSM-5 精神疾患の診断・統計マニュアル．pp116-117　医学書院．2014.

強迫
―強迫観念・強迫行為

1. 強迫観念・強迫行為の具体的症状

- 強迫観念とは、自分の意思に反して不安や不快な考え（不安を呼び起こす害、リスク、危険などの好ましくない考え、イメージ、衝動）が浮かんできて、抑えようとしても抑えられない「不合理」だとわかっていても頭から追い払うことができない観念である。
- 強迫観念には、「攻撃、汚染、性、保存や節約、宗教、対称性や正確さ、身体」等に関するものがある。
- 強迫行為（儀式とも呼ばれる）とは、しばしば強迫観念により生じる不安にかきたてられ、不安を予防、軽減、抑止するために行う特定の行動（反復的、目的をもって、意図的に）や精神的な行為である。
- 強迫行為は、意識的で定型化された反復行動であり、数唱や確認（例：ドアの鍵閉め確認を何度もする）、回避（例：汚いと思った場所を触らない）などがある。手洗いを何度もするなどの清潔行為、鍵を何度も確認するなどの確認行為、儀式的行為、数える、整理整頓、物をためる、集めるなどがある。

2. 強迫観念・強迫行為の成り立ち

- 強迫行為は、自分で「やりすぎ」「無意味」「不合理」とわかっていても行わずにはいられなくなり、「疲れ果てた」「やめたい」と思っていてもやめられず、深刻な心身の苦痛が生じる。
- 強迫行為によって不安は一時的に軽減するが、結果的に不安の対象をより脅威に感じることとなり、さらに強迫行為を繰り返し、止められなくなるという悪循環に陥る。
- 強迫は、強迫症（Obsessive-Compulsive Disorder; OCD）に顕著で、統合失調症、うつ病、摂食障害、小児のチック症、トゥレット症候群で現れる。

3. 強迫と心理社会的反応

- 強迫行為を繰り返すほど強迫観念が大きくなり、強迫行為（儀式）がエスカレートする。
- その結果、強迫観念、強迫行為を誘発する状況、動作などを回避し、日々の生活習慣や職業上の機能、社会的活動、他者との関係を大きく妨げる。
- 強迫行為は、他者を巻き込む状態（例えば、帰宅した家族に「不潔」だと言い、すぐに入浴を強要し、着替えを要求するなど）があり、家族関係の悪化や家族機

能に支障を来す。

4. 強迫の診断・検査

- 強迫観念や強迫行為についての内容（強迫思考へのとらわれ、儀式的行動への没頭、儀式内容、所要時間・頻度、儀式に関連した身体的訴え、症状への抵抗の度合い、生活への影響など）を本人の苦痛、本人の会話内容、行為について、家族や友人からの聴取で判断する。
- エール・ブラウン強迫観念強迫行為評価尺度による症状の程度の判定もある。

5. 強迫―強迫観念・強迫行為の看護

1）治療の第 1 段階と看護ケア

- 安全で安楽な治療環境を提供し、強迫に伴う本人と家族の苦痛に傾聴し、我慢や苦悩を受け止め、トラウマインフォームドケアを意識して、休養と治療的動機づけを支える。

2）治療の第 2 段階と看護ケア

- 強迫行為への治療上の制限や直面化を図り、対応を統一し「押し戻し」「簡略化」「形式化」による対処行動の獲得や強迫思考の緩和、服薬などの治療継続についての動機づけを支えながら援助する。
- 強迫行為をやめようとすると高まる不安について、患者の様々な感情の言語的表出を支え、現実的な対処行動について一緒に考える。
- 健康的側面に注目し、フィードバックにより自尊心や自己肯定感の獲得を強化する。
- 患者の要求に応えることの不合理性、肩代わりによる強迫症維持の要素を、患者と家族が具体的に理解できるよう心理教育や面談を促し、巻き込みや儀式の肩代わりによる家族の負の連鎖「共依存」からの抜け出しを支える。

3）治療の第 3 段階（回復期）と看護ケア

- 患者が感じる自己コントロール感の回復について話し合い、セルフマネジメント向上とエンパワメントを図り、自尊感情の回復を支える。
- 治療継続と患者が目指す生活や社会生活像実現への現実的な計画を共に立案する。

[髙間さとみ]

ひきこもり

1. ひきこもりの具体的症状

- ひきこもりは、様々な要因の結果として社会参加を回避し、原則的には6か月以上にわたって概ね家庭にとどまり続けている状態を指す現象概念である[1]。
- ひきこもりは、原則として統合失調症の陽性あるいは陰性症状に基づくひきこもり状態と一線を画した非精神病の現象で、確定診断前の統合失調症が含まれている可能性がある。
- 内閣府の調査[2]では、40歳〜64歳のひきこもりを61万人と推計し、15歳〜39歳の推計54万人を上回っており、ひきこもりが高齢化・長期化している。

1) 8050問題（はちまるごーまる問題）

- 80代の親がひきこもりの50代の子の生活を支え、孤立し、精神的にも経済的にも行き詰っている状態を示す。地域包括的な介入を必要とする。

2) ひきこもりと関係の深い疾患

- 精神障害（統合失調症、気分障害、強迫性障害、不安障害、パーソナリティー障害、摂食障害、身体表現性障害、対人恐怖的な妄想性障害）と、発達障害（自閉スペクトラム症、知的障害、学習障害、注意欠如・多動症）がある。
- 疾患の特性を理解し、本人が抱える生きづらさや、ひきこまざるを得なかった苦悩を、本人と家族の対話から時間をかけて理解する。

2. ひきこもりの成り立ち

- いじめ、不登校、受験・就職活動の挫折体験、失業や病気、喪失体験などの要因がある。

3. ひきこもりと心理社会的反応

- 長期にわたる閉鎖的な生活の結果、自己肯定感の喪失、孤独感、セルフケア意識の低下（清潔・睡眠・食事）、金銭的困窮、将来に対する悲観に伴う希死念慮、自傷行為、言語的に感情を表現することの苦手さによる暴力行為など、日常生活に様々な障害を呈し、危機的状態に至り受診につながる。

4. ひきこもりの診断・検査

- ひきこもりの初期は、不安、抑うつ感、心身の不調といった、適応障害の症状を示す。ひきこもりの長期化により、二次的に様々な精神症状が出現し、診断が確定する。

5. ひきこもりの看護

1) 治療の第 1 段階（入院初期）と看護ケア

● 過去の体験に紐づいた影響が、本人に影響を与えているという、トラウマインフォームドケア[3]を意識して看護する。

● 患者は、生活の場の変化による困惑を来たしやすい。環境調整に努め、患者の安心と安全を保証する。支持的な介入を行い、環境変化への適応を促し、患者との関係性を構築する。

● 家族の挫折感・自責感・無力感を受け止め、医療者も支援に加わることの理解を促し、家族のエンパワメントをサポートする。

2) 治療の第 2 段階（入院中期）と看護ケア

● 患者にとって集団への再適応期となる。他者との関わりに対する緊張感や不安の言語化を支持し、患者の変化をフィードバックしつつ、自己肯定感の回復を支援する。

● 言語的な意思表示のトレーニングを行う（SST）。

● 患者の興味、得意とするもの（強み）を活かせる作業療法やレクリエーションへの参加を促す。

● 本人の病感・病識や治療の動機づけの確認をする。

3) 治療の第 3 段階（地域移行期）と看護ケア

● 支援者は、患者と家族が退院後の生活をイメージできるよう支援する。本人が望む生活や楽しみの実現に向け、支援の切れ目が生じぬよう、地域支援者を含む多職種と連携し、利用可能な社会資源の提案、地域ネットワークの構築を行う。

[柳田崇姉]

文献
 1) 厚生労働省：ひきこもりの評価・支援に関するガイドライン．pp6-7，2010．
 2) 内閣府：長期化するひきこもりの実態．pp32-38，2019．
 3) 川野雅資：トラウマインフォームドケア実践ガイド．pp16-17．精神看護出版，2022．

解離・転換

1. 解離・転換の具体的症状

- 解離（Dissociation）は、意識、記憶、自我同一性、環境の知覚の分割・破綻である。
- 転換（Somatic Symptom）は、身体症状への過度な思考、感情、行動の長期にわたる持続である。
- 解離は、解離性健忘、解離性遁走、解離性同一性障害、離人症性障害の4分類がある。
- 転換は、変換症／転換性障害の主要症状である。
- 不安障害、身体表現性障害、心的外傷後ストレス障害等のストレス関連障害で現れる。

2. 解離・転換の成り立ち

- 解離は、心的外傷となる体験や強いストレスに晒された時に自我の崩壊を防ぐために、出来事とそれに伴う感情を意識の外に切り離す心理的防御反応である。
- 転換は、幼少期からの抑圧された葛藤が無意識に身体症状に転嫁され、麻痺、失声、視力低下などによりセルフケアが不足する。

3. 解離・転換と心理社会的反応

- 解離は自分が自分でない感じや外界の変容感、自伝的な記憶の想起困難、ストレスフルな環境からの遁走などのために、社会的機能が低下する。
- 解離性同一性障害では複数の人格が交代し同一性が損なわれるため、周囲の人は混乱する。
- 転換のある患者は身体症状に苦しみ、日常生活、仕事、学業などが困難になる。

4. 解離・転換の診断・検査

- DSM-5 による系統的な診断面接により、統合失調症、境界性パーソナリティ障害、側頭葉てんかんとの鑑別診断を行う。
- 解離が生じた時の本人の言動、記憶を問診し、家族や警察官からも病歴を聴取する。
- 心的外傷となる出来事とそれへの反応を聴取する。出来事インパクト尺度を用いて心的外傷後ストレス障害の症状の程度を確認する。
- 転換は、失語、失声、視力低下、麻痺などの身体症状に対応する神経学的検査、MRI や CT による画像検査で診断する。

5. 解離・転換の看護

1）治療の第 1 段階と看護ケア

- 治療的な人間関係を構築し、患者にとって安心・安全感のある環境を提供する。
- 人格交代や身体症状に興味本位に関わらない。
- 患者の欲求を充足できる方向でセルフケア上の目標を一緒に立てる。
- 目標達成のために患者と看護師が役割分担してセルフケアに取り組む。

2）治療の第 2 段階と看護ケア

- 治療に伴う心理的苦痛に対して定期的な看護面接を行い、心理的にサポートする。
- できていることを承認・称賛し、継続してセルフケアに取り組めるようにサポートする。

3）治療の第 3 段階（回復期）と看護ケア

- 退院後の生活に向けて入院中の生活を調整する。
- 入院中の経過を一緒に振り返り、課題を明確にする。
- 退院後の生活について計画を一緒に立てる。
- クライシスプランを立てる。
- 退院に際しての不安を患者が言語化するのを助ける。
- 退院に際しての不安に対する対応を一緒に考え、入院中に取り組めることがあればそれを患者が実行できるように援助する。
- 退院後の地域での支援者とのネットワークを築き、患者がそれを活用できるように援助する。

[松枝美智子]

無言：拒絶

1. 拒絶と具体的症状

- 拒絶は、他者から求められた行動を拒否する態度や行為である。
- 食事を拒む拒食、薬を拒む拒薬、人との接触拒否、身の回りの行為を拒むなどがある。

2. 拒絶の成り立ち

- 統合失調症の緊張型の一症状である。
- 原因には、幻覚や妄想、抑うつ状態、意欲の低下、昏迷、干渉への抵抗、対人関係の拒否などがある。
- 拒絶は、自己防衛の1つで機能障害や意識障害はなく、意思が伝えられないだけで言っていることは理解できている。

3. 拒絶と心理社会的反応

- 食事や身の回りの行為の拒絶は、セルフケアに大きく影響し、拒薬による病状悪化が加わると様々な社会性の障害から対人関係を作ることが難しくなる。

4. 拒絶の診断・検査

- 幻覚妄想の状態、言動、声かけによる反応、表情、セルフケアの評価で判断する。

5. 拒絶の看護

1) 治療の第1段階と看護ケア

- 拒絶が強く身体への影響や拒薬から治療中断が生じる場合、本人の安全を優先し輸液や経管栄養を実施する。
- 精神保健福祉法に基づき拘束を行った上で積極的治療を進めることがあるため、トラウマインフォームドケアを意識し援助する。
- 説得は避け、穏やかに安心感が持てるような声かけや態度で援助を続ける。

2) 治療の第2段階と看護ケア

- 薬物治療が進むよう服薬時の行動を注意し見守る。
- 治療の状況を見ながら徐々に接する機会を増やし、本人のペースに合わせタイミングを待ち、自発的行動には本人の意思に沿って援助する。

[岸珠江]

無言：緘黙

1．緘黙と具体的症状
● 緘黙は、器質的障害がなく言語能力は正常だが、全生活場面（完全緘黙）また特定場面や状況（選択性緘黙）で発語や話せないことが数か月以上続いている状態である。

2．緘黙の成り立ち
● 緘黙は、発達障害、知的障害、不安障害、統合失調症などの精神障害、他者への不信感など、原因や背景は様々である。

3．緘黙と心理社会的反応
● 発語がないため、仕事や学業、人間関係、さらには日常生活行動に影響し、社会生活に支障が生じる。

4．緘黙の診断・検査
● 脳、聴力、口腔や顔面の奇形など、発語に関連する精査や心理検査から発語能力を判断する。
● 発語の有無、程度、人・場・時間による違いの有無、不安や緊張の程度、発語以外の反応の有無により、完全緘黙あるいは選択性緘黙かを判断する。

5．緘黙の看護
1）治療の第1段階と看護ケア
● 緘黙は話せないことへの不安や苦しみを抱えている状態で、他者との関わりを避け、孤立することも多い。筆談やうなずきなど言語以外の手段を探り、強制せず安心して意思表示できるよう援助する。
● 緘黙の原因・背景の理解、精神状態、不安・緊張の程度、セルフケアへの影響などを観察し、つらさを受け止めながら本人の状況・ペースに合わせ支援する。

2）治療の第2段階と看護ケア
● 本人の得意な事や好きな事を通して自己表現できる機会を増やし、表現する事への安心感や自尊心が高まるのを実感できるよう支援する。
● 発語機能回復のため段階的に発語訓練を進める。

[岸珠江]

昏迷

1. 昏迷の具体的症状

- 昏迷（Stupor）は緊張病症候群の状態像である。
- 昏迷には昏迷と亜昏迷がある。

1) 昏迷

- 外界からの刺激を認識はしているが自発的には完全に反応できない状態である。

2) 亜昏迷

- 外界からの刺激を認識しており、部分的に自発的な反応をする状態である。

2. 昏迷の成り立ち

- 昏迷は実行機能の障害で、統合失調症、抑うつ症、不安症などの精神疾患、感染症、糖尿病などの内分泌疾患、自己免疫疾患、薬剤性の原因で生じる。

3. 昏迷と心理社会的反応

- 昏迷は外界の刺激に反応して自発的な運動や行動ができず、全般的にセルフケアが不足する。
- 患者は、反応したくても反応できない状況にもどかしさ、つらさや不安、孤独感を感じていると推察できる。

4. 昏迷の診断・検査

- バイタルサイン、身体診察、生化学的な検査がある。精神病性昏迷の確定診断のための、ベンゾジアゼピンの注射剤を用いた面接を行う。
- 感染症が疑われる場合は、脳脊髄検査や細菌学的検査を行う。頭部 MRI、fMRI、CT、SPECT、脳波検査を行う。

5. 昏迷状態の看護

1) 治療の第 1 段階と看護ケア

- 昏迷ではセルフケアは全介助、亜昏迷では運動や活動の程度に応じてセルフケアを部分介助する。
- 全身状態の悪化を判断して対応する。
- 治療的な人間関係を形成し、検査や治療の目的や方法を丁寧に説明する。
- 検査や治療が円滑に進むように、診療の補助を行う。
- 反応がなくても、患者を 1 人の人格として尊重し、安全で安心できる環境を提供する。
- 治療の効果や副作用に対してモニタリングする。

2) 治療の第 2 段階と看護ケア

- 回復期に興奮や暴力のリスクがあるため安全を確保する。

- 第1段階でとても大変な思いをしていたことへのねぎらいと共感を提供し、治療的な人間関係をいっそう深める。
- 心身の反応をモニタリングして対応する。
- 患者の不足しているセルフケアを補う。
- 拒食や拒薬がある場合は、根気よく必要性を説明し介助する。

3）治療の第3段階（回復期）と看護ケア

- 退院に向けて目標を共有し、患者の希望に合わせてケアを提供する。
- 退院後の生活をどのようにするかを話し合って決める。
- 退院後に危機に陥った時に適切な対応が取れるよう、一緒にクライシスプランを立てる。
- 退院後の生活の場に必要なスキルを獲得できるよう援助する。

［松枝美智子］

嗜癖・依存

1. 嗜癖・依存と具体的症状

- 依存を生じる心理・社会的行動の総称が嗜癖である。
- 嗜癖は、もともとはその人にとって目的に合っていて環境や状況に適応的であったはずの行動習慣が、適切な自己調整機能を失って続けた結果、ついにはその個人にとって不利益で不都合なことになった状態である[1]。
- 嗜癖には物質依存、人間関係依存、行為・過程依存がある。
- 依存の特徴は、以下の3つである[2]。

①耐性：嗜癖行動の対象となるものを繰り返し使用した後に同じ量から得る作用が減少し、少量で得ていたもともとの効果を得るためにより多くの量が必要になる。

②精神依存：嗜癖行動を止めた後にも長時間持続する嗜癖行動を行いたいという病的な渇望が現れる。

③身体依存：嗜癖行動を中断した後に離脱症候群（抑うつ気分、不安、一連の不快な身体症状）が生じる。

2. 嗜癖・依存の成り立ち

- 嗜癖は、個人の心の中にある空虚感を埋めることが発端になる。
- 対処行動として取った嗜癖行動は、当初はその人にとって何らかの利益をもたらしていたが、習慣化し、対象への没頭が自動化し、やがてコントロール不能になる。

3. 嗜癖・依存の心理社会的反応

- 依存が進行することで家庭内の問題、職業上の問題、経済的な問題などが随伴し、生活の質の低下と依存の継続の悪循環を繰り返す。

4. 嗜癖・依存の診断

- 主要な症状は、耐性、離脱症状、時間と共に使用量が増す、減らしたくてもできない、入手と使用あるいは嗜癖行動の影響からの回復へとらわれている、他の興味や社会的活動が減少する、明らかに有害であるにもかかわらず使用を継続することである[3]。

5. 嗜癖・依存の看護

1) 治療の第1段階（治療への導入）と看護

- 患者に、身体的、精神的、社会的問題について評価して伝え、依存に関連する問題を認識するのを助ける。

- 回復する可能性があることを伝える。
- 家族には、これまで何とか「依存させない」努力をし続け、裏切られ続けて、依存症に巻き込まれいたことをねぎらい、患者への対応を検討する。

2) 治療の第2段階（離脱期）と看護

- 依存習慣を中断し、安全で速やかな離脱を図ると共に、合併する身体障害と精神障害に対する治療を行う。
- 離脱症状とはどのようなものか説明し、患者が症状の出現によって混乱することを最小限にする。

3) 治療の第3段階（リハビリ期）と看護

- 依存物質を再度使用してしまった時の対処、依存の過程でもたらされた人間関係の障害の改善、社会生活上のストレスに対する脆弱性の克服を目標として、規則正しい生活リズムを習慣づけ、外泊・外出訓練や自助グループへの参加を促す。
- 患者と共に依存に関連して起きていた問題を整理して、問題対処方法の検討を行う。
- 家族に、専門医療機関や自助グループの家族会に参加を勧め、家族機能を取り戻すように支援する。

[伊藤桂子]

文献
1）副田あけみ，遠藤優子：嗜癖問題と家族関係問題への専門的援助―私的相談機関における取り組み．pp23-35．ミネルヴァ書房，1998．
2）和田清：物質の乱用・依存・中毒とその疾病性について．精神科治療28巻増刊号－物質使用障害とアディクション臨床ハンドブック，：16-21，2013．
3）日本精神神経学会日本語監修：DSM-5 精神疾患の診断・統計マニュアル．pp483-484，502-503，543-544，578-579，医学書院，2014．

第7章

主要症候、主訴

食行動の障害

1. 食行動の障害とは

- 食行動の障害には、摂食またはそれに関連した摂食行動の持続的な障害が特徴として存在する。
- 食行動の障害による影響は、身体的な健康だけでなく、心理社会的機能にも及ぶ。

2. 食行動の障害が起こる疾患と症状 [1]

- 食行動の障害に、異食、反芻症、回避・制限性食物摂取症、神経性やせ症、神経性過食症などがある。
- 異食症は、紙、布、髪、土、金属などの非食用の物質を持続的に摂食するという特徴がある。小児期から成人期までのいずれの時期にも発症し、小児期の発症が最も多い。知的能力障害、自閉スペクトラム症、統合失調症、強迫症などの他の精神疾患が合併していることがある。
- 反芻症は、食べた後に食物の吐き戻しを繰り返す特徴がある。吐き戻しは頻回であり、週に数回、典型的には毎日起こる。反芻症は幼児期から成人期までのいずれの時期に起こり、他の精神疾患を背景に生じる場合がある。反芻症の幼児は、舌で食物を吸いながら頭を後傾し、背を反らし弓状になる特徴的な姿勢を示し、吐き戻した食物を排出するために空腹感がある。反復性の吐き戻しによる栄養不良は発達や学習能力に影響する。反芻症は一時的な症状として軽快することも持続する場合もある。
- 回避・制限性食物摂取症は、小児期に発症し成人期まで続くことがある。具合が悪いわけではなく、食物をごく少量しか摂取しない、または摂取を避けることが特徴である。重度の栄養不良や、栄養不良が持続することによる成長・発達の遅れや学習能力への悪影響がある。不安症、強迫症、自閉スペクトラム症、注意欠如・多動症、知的能力障害が背景にある場合、親の精神病理や小児虐待・ネグレクトが併存する場合がある。
- 神経性やせ症、神経性過食症は、拒食、過食を特徴とする食行動の障害がある（「摂食障害群」158頁参照）。

3. 看護のポイント

- 食行動の障害にはいくかあるが、いずれも行動は摂食に関する問題であるため、身体的な影響だけでなく、他者との人間関係や社会生活に影響を与える。
- 生活上の困難や苦痛があっても、本人はそれを知られ

たくないという思いや受診の必要性を理解できず、症状の悪化を招く場合がある。

● 家族や周囲が兆候に気づいて、相談や受診に結びつけることがある。

● 経過は長期に及ぶことが多い。

● 食行動は日常行動であり、とりわけ家族に与える影響は大きい。問題が顕在化した時には、すでに家族は疲弊していることがある。

● 家族の思いを受け止め、情緒的なサポートなど家族に対する継続的な支援を行う。

● 異食、反芻症、回避・制限性食物摂取症は、単独で発症するだけでなく、他の精神疾患が合併している場合が多い。

● 顕在している症状にのみ焦点を当てるのではなく、食行動の障害によって生じる身体的、社会生活上の困難に焦点を当てる。

● 必要時、認知行動療法を行う。

● 栄養状態の改善が必要な場合は、本人が治療を受け入れやすいように、本人が感じている困り事や不安を軽減できるように支持的に関わる。

● 社会生活を維持し適応するために、本人なりに工夫していることを肯定的に受け止め、支持する。患者が自分の目指すゴールに向けて思いを尊重し支援する。

● 合併している精神疾患などがある場合は、治療が継続できるように多職種と協働して関わる。

[萩典子]

第7章

主要症候、主訴

文献
1) 日本精神神経学会日本語監修：DSM-5 精神疾患の診断・統計マニュアル. pp332-347. 医学書院. 2014.

不眠・過眠

1. 不眠・過眠と具体的症状

- 不眠とは、眠る機会や環境が適切であるにもかかわらず、入眠困難・中途覚醒・早朝覚醒によって、睡眠の量や質に関する苦痛や不満があり、日常生活に支障を来している状態である。
- 過眠とは、夜間十分に睡眠をとっているのに、日中に目覚めていられないような病的な眠気があり、日常生活に支障を来している状態である。
- ナルコレプシーは、居眠りの反復、情動脱力発作、睡眠麻痺（金縛り）、入眠時幻覚、夜間の中途覚醒がある[1]。

2. 不眠・過眠の成り立ち

- 不眠・過眠の成り立ちは、①高血圧、高血糖、貧血などの病態や、疼痛・掻痒感・咳嗽・呼吸困難・頻尿・下痢などの身体的疾患の症状に伴う身体的要因、②睡眠環境、時差・交代勤務・旅行などの生活リズムの変化、運動不足・過労・空腹・満腹などの好ましくない生活習慣、鼻腔・口腔吸引、各種モニター類の装着、体位変換などの治療環境に伴う生理学的要因、③薬物や嗜好品の副作用や離脱などに伴う薬理学的要因、④病気や人間関係に関連した不安・心痛、勉学や仕事の遅れ、療養や失業による経済問題・自己価値の低下などに伴う心理学的要因、⑤統合失調症・うつ病・不安症群などの精神障害に伴う精神医学的要因の5つがある。
- 過眠症の原因は解明されていない場合が多く、多くは二次性（ある疾患に関連して発生する病気や症状）なので、その病気や症状を治療することで過眠症が改善傾向となる。

3. 不眠・過眠と心理社会的反応

- 心理的反応は、注意力・集中力・記憶力の低下、焦燥感の増強、過活動、衝動性・攻撃性、意欲の減退、日中の病的な眠気、不眠恐怖、睡眠に関する不満、抑うつ気分、せん妄などがある。
- 社会的反応は、不眠や過眠による昼間の強い眠気や居眠りによって、学業や仕事の能率が落ち、操作ミス・判断ミスにより大事故の原因になり、「いい加減な人」と社会的な評価が低くなり、転落、転倒などの事故に巻き込まれやすくなる。

4. 不眠・過眠の診断・検査

- 不眠、過眠の診断を行うため、患者や家族の訴えをよく聞き、睡眠・覚醒の状態、症状の出現時期・持続期間や誘因、既往歴、家庭生活と生活習慣、職業歴、社会的な問題などを聴取する。必要に応じて検査を実施して確定診断と重症度の判定を行う。

5. 不眠・過眠の看護

1) 治療の第1段階と看護ケア

- 看護師は患者・家族との治療的信頼関係を築き、不安や心配事を話しやすい温かな雰囲気を作る。
- 検査や治療は効果的に行い、疼痛の緩和や不快感の軽減に努め、眠りやすい状態にする。
- 手の届く範囲にナースコールを設置し、普段就寝前に行っている習慣ができるように援助する。
- 医師指示の睡眠薬は就床前に服薬するように伝え、眠ろうとすることの焦りや緊張を和らげる。
- 昼間の眠気や居眠りが続く場合、眠る前にスマホを触り、睡眠時間が短くなっていないか話し合う。
- ナルコレプシーや特発性過眠症では、病的な眠気や居眠りに対して中枢神経刺激薬を与薬する。

2) 治療の第2段階と看護ケア

- 睡眠薬を服用しながら夜間睡眠がとれるようになると、患者の不安や苦痛はかなり軽減する。
- 患者は認知行動療法や筋弛緩法などの非薬物性治療も併用しているので、看護師は睡眠衛生教育や生活指導を通して、活動と休息のバランスのとれた規則正しい生活リズムを維持できるように援助する。
- 1日の日課表を一緒に考え、日中の活動や対人交流を楽しむことができるように工夫する。

3) 治療の第3段階（回復期）と看護ケア

- 医師は適切な時期に睡眠薬の減薬・休薬を行うため、看護師は患者が睡眠衛生教育に基づいた生活を維持することができるよう援助を続ける。

[村上茂]

文献
・米国睡眠医学会著，日本睡眠学会診断分類委員会訳：睡眠障害国際分類，第3版．pp100-106，ライフ・サイエンス，2018.

健忘

1. 記憶障害とは

- 健忘（amnesia）は、記憶障害の一種である。
- 記憶は、過去の経験で獲得したものを保持していることで、読む、書く、見るなどの頭脳で覚えることと、活動を繰り返して身体で覚えることがある。記憶を司るのは、側頭葉新皮質、側頭葉内側面、海馬、脳弓、乳頭体、視床、線条体、前頭葉、小脳、などである。
- 記憶には、①記銘、②保持、③追想（再生）、④再認の過程がある。
- 記憶の持続時間により、感覚記憶、即時記憶（近時記憶）、長期記憶（遠隔記憶）があり、長期記憶は、宣言的記憶（意味記憶とエピソード記憶）と手続き記憶（技能記憶とプライミング）がある。
- 記憶の障害に、記銘減弱、保持障害、追想障害（健忘）、再認障害（記憶錯誤、既視感、未視感）がある。

2. 健忘と具体的症状

- 健忘（追想障害）は、脳の器質的な障害による場合と感情要因（精神疾患、心因）による場合がある。
- 感情要因は、認知症、解離性健忘が典型で、その他恐怖症性不安障害、重度ストレス反応、てんかんによる発作後、統合失調症、うつ病、緘黙症、アルコールや他の精神作用物質、などで生じる。
- 健忘は、ある特定の期間のことが追想できない状態で、その期間のすべての記憶が失われる全健忘、一部が失われる部分健忘、脳の血流障害による一過性健忘、そして追想亢進（知的・精神的障害を持ちながら一般人よりもはるかによく記銘し追想できるサヴァン症候群）がある。
- 健忘は、意識障害が起こった期間だけでなく、その前の期間まで遡って健忘が起こる逆行性健忘と、ある時点から先のことを追想できない前向健忘がある。
- 短時間作用型ベンゾジアゼピン系睡眠導入剤の服用により前向健忘になる場合がある。
- 解離性健忘は、トラウマ的あるいはストレス性の最近の出来事に関する部分的あるいは完全な健忘で、自分の名前、職業、家庭など生活史のすべてを想起できない全生活史健忘になることが稀にある。
- 記銘障害、追想障害、見当識障害、作話からなる健忘症候群は、頭部外傷、認知症、そしてコルサコフ症候

群で生じ、コルサコフ症候群はアルコール精神病の1つである。

3. 健忘の検査

- 包括的検査（ウエクスラー記憶検査法改訂版）、言語性記憶検査（脳研式記憶力検査）、視覚性記憶検査（ベントン視覚記銘力検査）、日常記憶検査（リバーミード行動記憶検査）、三宅式記銘力検査、Rey Auditory Verbal Learning Test（RAVLT）などがある。

4. 健忘と心理社会的反応

- 記憶が想起できないことに気づいていない患者（特に、認知症や解離性健忘）がいる一方で、思い出せないことで自分が変になったと感じて、何が起こるのかあるいは何かしてしまったのではないかと不安になる。
- 追想亢進の患者は、頭の中がいろいろな情報にあふれて苦しい。

5. 健忘の看護

- 解離性健忘は、催眠術あるいは徐反応により変化が期待できるが、その他の健忘は、健忘そのものの改善は困難である。
- 患者が想起できないことまたは健忘をどう感じているかをアセスメントし、生活に不足や不便、危険が生じないように支援する。
- ベンゾジアゼピン系睡眠導入剤服用による前向健忘を観察および患者の主訴で把握したら主治医に報告する。
- 患者が想起できない記憶を無理に想起するように問いかけることを避ける、または想起できないことを軽いことと判断しないで、患者が苦しんでいることに関心を寄せる。
- 家族は患者の健忘をどう感じ、どのように対応しているかを把握する。
- 家族が困っていること、例えば、退院後に家事を任せていいのか、復職していいのか、どのように接することがいいのか、などについて一緒に考えて適時助言をする。

[川野雅資]

失語・失行・失認

1. 失語・失行・失認とは

- 失語・失行・失認は脳の局在的病変によって起こる、象徴機能の障害あるいは道具的機能の障害で、より高次の精神機能の障害を巣症状という。
- 高次脳機能障害は、失語・失行・失認に注意障害、記憶障害などを含めたものである。
- MRI、頭部X線検査、などと特異的な検査がある。

2. 失語

1）失語とは

- 失語（aphasia）は、構音障害や知的障害、認知症によるものではない言語象徴の表出ないし了解が障害された状態。

2）失語の分類

- ①皮質運動失調、ブローカ失語、②皮質感覚失語、ウェルニッケ失語、③伝導失語、④超皮質運動失語、⑤皮質下運動失語、⑥超皮質感覚失語、⑦皮質下感覚失語、⑧純粋失読、⑨全失語。

3）失語の特異的検査

- 検査には、ベッドサイドでできる簡易失語検査、標準失語症検査、WAB失語症検査がある。

3. 失行

1）失行とは

- 失行（apraxia）は、運動麻痺、失調、不随意運動などがなく、行うべき行為や動作を十分に知っていながら、その行為を遂行できない状態。

2）失行の分類

- ①口部顔面失行、②肢運動性失行、③観念運動性失行、④観念性失行、⑤構成失行、⑥着衣失行。

3）失行の特異的検査

- 検査には、標準高次動作性検査がある。

4. 失認

1）失認とは

- 失認（agnosia）は、感覚能力や精神機能は障害されていないが、一定の感覚路を通した対象の認知ができない状態。

2）失認の分類

- ①視覚失認、②聴覚失認、③触覚失認、④身体失認、⑤その他。

● 視空間認知検査として、コース立方体組合せテスト、時計描画検査、レイ複雑図形検査などがある。

5. 失語・失行・失認と心理社会的反応

● 失語・失行・失認を患者が自覚している場合もあるが、徐々に進行しているおよび出生時からその症状を体験している患者は、正確には失語、失行、失認を自覚することが難しい。

● 他者から指摘され、検査などで確定診断されると、予後への不安や自分の能力の心配、職業遂行や役割達成への心配が湧く。

● 今後の日常生活への影響と回復への期待と現実を直視することへの葛藤が生じる。

6. 失語・失行・失認の看護

● 失語・失行・失認は、認知症の看護の場面以外ではあまり接することがないので、患者に表れている実行機能の不足を客観的に判断しにくい。

● 不足している点は患者に何か問題があるのではないか、と考えがちである。

● 一部の発達障害の患者に失語、失行、失認が特異的に表れることがあるので、発達障害によるものと判断しがちである。

● これらのことから、患者の行動の不足を客観的に判断しにくいので、失語・失行・失認の病態と行動に表れる特徴を理解して、主治医の診断と客観的検査で特定する。

● 障害の部位、程度に応じて看護が注目することが異なる。できないことの結果、転倒などの危険を予防する、不利益を被らないように養護する。

● 日常生活の中で、できていないことを強調する、繰り返し叱責することを避け、患者の尊厳を保つ。

● 理学療法、作業療法、スピーチセラピーなどにより、不足していることを再獲得する訓練を受けている場合は、患者のわずかな改善を評価し、患者の努力をねぎらう。

● 家族のいらいらや期待外れの気持ちを受け止め、家族に、患者は性格が変わったり無能になったのではなく、脳の変化による障害が生じていることを伝える。

● 焦らせる、急がせる、できないことを繰り返させる、など強制的な関わりではなく、患者ができることを大事にすることが役に立つことを伝える。

[川野雅資]

解体症状

1. 解体症状と具体的症状

- 解体（dissolution）は、統合失調症の症状の1つである。
- 解体症状は、陰性症状・陽性症状のどちらにも当てはまらない症状である。
- 解体とは思考や行動のまとまりが失われることである。行動や思考において目的が不明確になる。言動が支離滅裂で、家中にゴミをためるという行動になる。
- 解体症状は3つの分類がある。
- ① まとまりのない会話：支離滅裂
- ② まとまりのない行動：無計画で非生産的、退行
- ③ 平板化したまたは不適切な感情：情動反応不適切

2. 解体症状の成り立ち

- 思考障害は、思考が支離滅裂になり、話にとりとめがなく、話題が次々に変わる。話す内容が多少混乱している程度の場合と、完全に支離滅裂で理解できない場合がある。
- 奇異な行動は、子どもじみた行為、興奮、不適切な外見、不衛生、不適切な行為などがある。
- 特に理由もないのに突然笑い出すことが多い。状況に似つかわしくないニヤニヤ笑いやしかめ顔をする。

3. 解体症状と心理社会的反応

- 顕著な思考障害の影響によって、現実との接点が乏しい。
- 身なりが乱れて、社会的行動と情緒反応が不適切。
- 他者との交流やコミュニケーションの障害で、社会的孤立に陥る。
- いらいら、不安、恐怖、興奮などの気分や行動の障害、ひきこもりなどの社会性の障害が起こり、仕事や学業に困難が生じる。

4. 解体症状の診断・検査

- 表情、外見、態度、対応および意識、動作・行動の障害、気分および感情の障害、知覚や思考の障害などを観察や会話で判断する。

5. 解体症状の看護

1）治療の第1段階と看護ケア

- 支離滅裂などの思考障害のために、他者とのコミュニケーションに障害を来たし、トラブルが生じやすいので、安全に配慮した静かで、患者を刺激しない治療環

境を提供する。

- 短い時間で頻回の接触を行い、共感的態度で接し、安心感を与えて信頼関係を構築する。
- いらいら・不安・恐怖・興奮をアセスメントし、薬物療法や睡眠、栄養、休息への援助を行う。

2）治療の第2段階と看護ケア

- 疲労感・意欲減退のために、何もしないでぼんやり毎日を過ごし、無為・自閉になりやすいので、軽いリズム運動や散歩または日光浴を一緒に行う。
- 奇異な行動においてはその目的を尋ねる。また感情を表現できるように支援する。
- 作業療法やレクリエーション療法の機会を増やし。気持ちを表現できるように促す。患者の効果的な対処行動を支持し、褒める。
- 生活に楽しみや潤いを与え、QOLを高めるために、患者の希望や好みを考慮し、芸術療法を企画立案する。
- 芸術療法（音楽、絵画、詩歌（俳句・連句）、ダンス・ムーブメント、陶芸、園芸など）に一緒に参加する。

3）治療の第3段階（回復期）と看護ケア

- リハビリテーションから社会復帰の段階である。外来通院や服薬により再発防止に向けたケアを行う。
- 心理教育的アプローチを行い、患者（その家族）の主観的側面を重視しながら、病気や治療法の情報、病気や障害の結果生じる諸問題とそれに対する対処法などについて伝え、主体的な療養生活を営めるように支援する。
- SSTを行い、対人関係を中心とする社会生活技能の他、服薬自己管理・症状自己管理などの疾病の自己管理技能に関わる日常生活技能を高める支援をする。
- デイケア・ナイトケア、就労移行支援施設、就労継続支援施設、グループホーム、ケアホームなど患者が活用できる社会資源の情報を提供する。

[八田勘司]

水中毒

1. 水中毒と具体的症状

- 水中毒とは、過剰な水分摂取（病的な多飲水）により誘発されるもので、希釈性の低ナトリウム血症による諸症状を呈している状態である。
- 水中毒の主な症状には、いらいらや不機嫌、激しい興奮・暴力、精神症状の悪化、多量の尿失禁、水分の嘔吐、振戦、けいれん、意識障害などがある。

2. 水中毒の成り立ち

- 要因は、器質的な脳の変異、遺伝、内分泌異常、精神症状や常同行為、何らかのストレスや心因的要因、向精神薬の影響、喫煙などである。

3. 水中毒と心理社会的反応

- 患者は、看護師から多飲水や、飲水量の自己調節ができないことを指摘されること、自己調節できない場合や激しい興奮や暴力的な場合に行動を制限されること、多量の尿失禁や夜尿、などで自尊心が傷つけられている。

4. 水中毒の診断・検査

- 多飲水行動と、これに伴う低ナトリウム血症の診断が必須条件である。
- 診断に必要な検査は、①血液検査（主に血清ナトリウム値 136 ～ 142 mEq/L）、②頭部 CT や MRI などの画像検査（器質的な所見の有無）、③体重測定（体重変動の状況）、④尿検査（低比重尿の有無）、⑤行動の観察、である。
- 一定期間の体重の日内変動とその間の患者の様子を合わせて評価する。
- 多飲を疑う必要のある患者の言動には、①口渇、②頻尿／尿失禁、③頭痛、④胃部不快、嘔気・嘔吐、食欲不振、⑤夜間不眠、中途覚醒、⑥皮膚の状態や服装、⑦精神症状、などがある。
- 低ナトリウム血症の症状は、易疲労感、頭痛、嘔吐、脱力、無気力、いらいら、ぼんやり、けいれん、昏睡などである。その重症度は血清ナトリウム値の低下する速度と、低下の程度による。
- 体重の変化は、日内体重変動率（normalized diurnal weight gain: NDWG）で評価する。
- これは、[（午後の体重－午前の体重）／午前の体重×100] の計算式で値を出し、1.2％未満は基準値であ

り 4% 以上であれば血清ナトリウム値が 10 mEq/L
以上低下し、水中毒に至る危険性があると判断する。

5. 水中毒の治療

- 水中毒に至る前の多飲症の段階での予防的支援が重要
  であるが、救急搬送される患者は意識を失っているた
  め自覚が乏しい。
- 患者が水中毒であると診断された場合には、低ナトリ
  ウム血症および合併症への治療を行う。
- 治療の基本は水分制限であり、ベースとなる体重から
  4%前後増加した値を上限と設定する。
- けいれんなどが出現している場合は急激なナトリウム
  の補正は橋中心髄鞘崩壊を起こす危険性があるため、
  1 時間で 1 mEq/L、24 時間で 10 mEq/L を超えない。

6. 水中毒の看護

1) 治療の第 1 段階（重症期）と看護

- 看護援助により適切な電解質バランスを保ち、二次的
  合併症を予防して生命の危機を脱する。
- 意識障害やけいれん発作では頭蓋内圧亢進や低ナトリ
  ウム血症の看護を行う。
- 飲水の管理では、患者に安心感を与え、状況を理解で
  きるようにわかりやすく説明し、排尿を促す。

2) 治療の第 2 段階（中等症～軽症期）と看護

- 体重が減少し、意識障害やけいれんなどを起こさず、
  飲水についての課題を患者が自覚し、心地よく安全な
  飲み方を検討する。
- 全身状態や精神症状の観察を行い、患者の飲水への思
  いを受け止め、飲水量や体重測定等のモニタリングが
  患者のストレスにならない対応をする。

3) 治療の第 3 段階（回復期～退院後）と看護

- 患者が自分にとって心地よく安全な水の飲み方を退院
  後にも継続して水中毒の再発を防止する。
- 外泊や外出での振り返りを通して、困り事や解決した
  い課題を話し合うことが重要である。
- 心理教育や SST 等を活用する。

[村上満子・鈴木啓子]

第7章

主要症候、主訴

統合失調症

1. 統合失調症と具体的症状

- 統合失調症（Schizophrenia）は特異的な思考障害、自我障害がある代表的な内因性精神病である。
- 横断的経過に着目したブロイラーの基本症状には、連合弛緩、感情鈍麻、自閉、両価性、がある。
- 特異的な精神症状に着目したシュナイダーの一級症状には、①考想化声（自分の考えが聞こえる）、②対話性幻聴、③自分の行為を批判する幻聴、④身体への影響体験、⑤思考奪取（考えが抜き取られる）、⑥考想伝播（考えが伝わる）、⑦妄想知覚（知覚したことへの意味づけ）、⑧させられ体験、がある。
- 統合失調症の典型的な症状は、以下の2つである。
- ①陽性症状：早期の段階や再燃時に出現することが多い幻覚、妄想、滅裂思考、考想伝播
- ②陰性症状：期間をおいて出現する感情鈍麻、思考や会話の貧困、意欲の低下、自閉的な生活

2. 統合失調症の成り立ち

- 生涯有病率は0.8％前後、好発年齢は15～35歳頃である。
- 統合失調症の病因は、特異的な素因（脆弱性）と環境的な負荷、緊張やストレスなど心理社会的要因が考えられているが、解明には至っていない。
- 生物学的要因は、ドパミン（ドパミン仮説）、セロトニン、グルタミン酸など神経伝達物質のバランスの異常が背景にある。その他、遺伝的要因の関与、脳の認知・情報処理過程の機能障害仮説、神経発達障害仮説、ストレス脆弱仮説などがある。
- 心理社会的要因には、家族の感情表出（EE：expressed emotional）や、周囲の理解やサポートの関与がある。

3. 統合失調症と心理的社会的反応

- 統合失調症により、まとまった行動を行うことが難しくなり、対人関係に支障を来たし、日常生活がしづらくなり、ひきこもり状態に陥る。
- 社会生活での経験が限局し、生活技能の未獲得、限定した対処行動のレパートリーが、再発や症状悪化の要因になる。

4. 統合失調症の診断・検査

- 診断は病歴聴取が不可欠で、主として陽性症状と陰性

症状による臨床症状と経過に基づいて行う。
- 診断基準には、DSM、ICD、シュナイダーの一級症状がある。
- 診断補助として画像検査（CT、MRI、SPECT、NIRS）、脳波検査、脊髄検査、心理検査を必要に応じて行う。

5. 統合失調症の治療
- 治療はリカバリを目的として、対話を中心に薬物療法と心理社会的療法を組み合わせる。

6. 統合失調症の看護

1) 治療の第1段階（急性期）と看護ケア
- 幻覚や妄想により病状が非常に不安定で、自傷他害の危険性がある。
- 抗精神病薬を中心とする薬物療法、他の代替療法がない時に限り修正型電気けいれん療法を行うことがある。
- 安心できる声かけを行い、これらの治療がトラウマにならないように看護する。
- 患者の安全の確保と安心感を提供し、十分に休養ができる環境を整える。

2) 治療の第2段階（回復期）と看護ケア
- 一過性に不安・焦燥、抑うつ、希死念慮が出現することがある。
- 患者にかかるストレスを最小限にして安定化を心がけ、社会復帰に向けて心理教育など心理社会的療法のプログラムを徐々に導入する。
- 前段階で莫大なエネルギーを費やしたことでの休息と回復の程度に合わせた現実感への支援をする。

3) 治療の第3段階（安定期・維持期）と看護ケア
- 抗精神病薬が漸減され、必要最小限の用量を維持する時期であるため、注意深く心身の状態を観察する。
- 服薬アドヒアランスを保つために、患者のストレングスを活用した心理社会的療法を行う。
- 患者の自我を強化し、得意なことや好きなことを活用して希望する生活や退院に向けた環境を整える。
- WRAP、SST、心理教育などを活用して再発を予防し、社会的な生活機能レベルやQOLの維持および向上を図る。

[片岡三佳]

うつ病／大うつ病性障害

1. うつ病／大うつ病性障害と具体的症状

- うつ病（Major Depressive Disorder）は、抑うつ気分、興味や喜びの喪失といった 2 大症状をはじめ、身体症状、認知・行動面の変化が、ほぼ毎日、1 日中現れる気分障害である。
- 不眠と疲労感が、よく現れる症状である。
- 午前に症状が重く、夕方軽くなる日内変動が現れることがある。

表　うつ病の症状

＜ 2 大症状＞
①抑うつ気分（憂うつで、悲しく、希望がない） ②興味や喜びの喪失（何をしても楽しくない）

＜身体症状＞
③食欲低下（食べたくない）／食欲亢進 ④不眠（寝つけない、寝た気がしない）／過眠 ⑤易疲労感（疲れやすい、気力が湧かない）

＜認知・行動面の変化＞
⑥焦燥（いらいらする）／制止（頭が働かない） ⑦無価値観（自分には価値がない）、罪悪感 ⑧思考力・集中力の低下（物事が頭に入らない） ⑨自殺念慮・自殺企図（死にたいと考える）

2. うつ病／大うつ病性障害の成り立ち

- 生涯有病率は 3 ～ 7％、一般に性別では女性、年齢層は若年層と中高年層が高い[1]。
- 発症に環境要因が遺伝要因より強く影響し、ストレスの多い出来事が誘因になることがある。
- 病前性格は、周囲に気遣いができる生真面目なしっかり者である「メランコリー親和型性格」がある。ストレス過剰な状況でも頼まれたことを断れず、疲労困憊するために発症しやすくなる。

3. うつ病／大うつ病性障害と心理社会的反応

- うつ状態では、気分が沈み、仕事や家事が思うようにできなくなる。できない自分に焦り、その罪悪感からさらに頑張ろうとして悪循環に入り、悲観的な考えが反復して浮かぶことから追い詰められる。
- うつ病の罹患から自殺に至る者がある。

4. うつ病／大うつ病性障害の診断・検査

● 診断基準は、表に示す 2 大症状の 1 つ以上を含めて、5 項目以上の症状が、ほぼ 1 日中、ほぼ毎日、2 週間以上続くことである。

5. うつ病／大うつ病性障害の看護

1) 治療の第 1 段階と看護ケア

● 薬物療法は、抗うつ薬である SSRI や SNRI を主に使う。即効性がなく、効果が現れるまでに 2 〜 4 週間を要する。

● 昏迷状態や自殺企図の恐れがある場合は、修正型電気けいれん療法を併用する。

● 食事や水分の摂取、身体や口腔内の清潔など、必要に応じてセルフケア行動を援助する。

● 皆に迷惑をかけている、死にたいなど否定的思考にとらわれている時は自殺念慮に留意し、安全かつ静かな環境で、確実な服薬と十分な休息を促す。

2) 治療の第 2 段階と看護ケア

● うつ状態が回復し始めたら、セルフケア行動の範囲を少しずつ広げる。

● 患者の訴えを共感的に聴き、できていることに焦点を当てて肯定的にフィードバックする。

● 短時間の散歩など、無理のない気分転換を促す。

● 気分が上向きになった時期は自殺企図のリスクが高いので、引き続き注意深く行動を観察する。

3) 治療の第 3 段階（回復期）と看護ケア

● うつ状態から十分に回復したら、社会復帰を視野に入れて、少しずつ身体を慣らす。

● 焦りは再発につながりやすいので、疲労感、不眠、食欲低下が現れたら無理せず休養し、ゆっくりと生活を戻していくように指導する。

● 抗うつ薬の減量は時間をかける必要があるため、治ったと思って服薬中断しないよう伝える。

● 認知療法的アプローチにより、自分はダメな人間だといった否定的な認知を、できることもあるという柔軟な適応的思考へと修正し、再発を予防する。

[近藤浩子]

文献
1) 川上憲人：世界のうつ病，日本のうつ病－疫学研究の現在．医のあゆみ，219 (13)：925-929，2006．

双極性障害

1. 双極性障害と具体的症状

- 双極性障害は、躁状態（躁病エピソード）とうつ状態（抑うつエピソード）を併せ持つ疾患である。
- 躁状態では、気分が異常に高揚し、活動性が亢進する。開放的である一方、些細なことで突然易怒的になり、気分は不安定である。
- うつ状態では、抑うつ気分や、興味または喜びの喪失が現れる。

2. 双極性障害の成り立ち

- 生涯有病率は、日本において0.2%と報告され、欧米に比べて低頻度であり、性差は少ない[1]。
- 遺伝要因が関与し、双極Ⅰ型障害の一卵性双生児研究では一致率が80%と高い[1]。
- 病前性格として、「循環気質」すなわち社交的で明るく、ユーモアのある人がなりやすいと言われる。しかし、実証はされておらず、ストレスフルな生活上の出来事が誘因となることが多い。

3. 双極性障害と心理社会的反応

- 躁状態になると、気持ちが大きくなり、万能感にあふれる。夜中に電話をかけまくる、無謀な仕事や旅行の計画を立てる、高額の買物や投資をするといった様々な行動を起こす。
- 周囲の助言に聞く耳を持たず、反対に不機嫌になって怒鳴り返すといった反応が起こり、職場や家族に負担をかけ、解雇、別居・離婚、自己破産、犯罪など、すべてを失うような事態を招くことがある。

4. 双極性障害の診断・検査

- 双極Ⅰ型障害は、気分が異常かつ持続的に高揚し、開放的・易怒的で、活動性の亢進した躁状態（躁病エピソード）がほぼ1日中、ほぼ毎日、1週間以上続く。強くはっきりした躁状態に加え、うつ状態（抑うつエピソード）を併せ持つ。
- 双極Ⅱ型障害は、Ⅰ型よりも躁状態が軽い。
- 気分循環性障害は、躁状態とうつ状態がいずれも軽症である。

5. 双極性障害の看護

1) 治療の第1段階と看護ケア

- 薬物療法には、気分安定薬（炭酸リチウム、カルバマゼピン）を用いる。炭酸リチウムは適用量を超えると

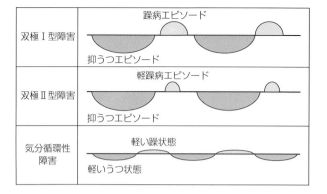

双極Ⅰ型障害	躁病エピソード 抑うつエピソード
双極Ⅱ型障害	軽躁病エピソード 抑うつエピソード
気分循環性 障害	軽い躁状態 軽いうつ状態

　リチウム中毒を起こしやすいため、血中濃度を測定して用いる。

● 他者への過干渉、攻撃に対しては、刺激しないようにやんわり関わり、物理的距離を保てる静かな環境を提供する。会話は焦点を絞り、簡潔に伝える。

● 患者が注意散漫で、セルフケアができない場合は、今行っていることに注意を向けられるように促す。

● 家族は、躁状態の患者との付き合いに疲れきっていることが多い。よって医療者に相談してほしいことを伝え、問題を抱え込まないように支える。

2) 治療の第2段階と看護ケア

● 躁状態が落ち着き、患者が自制力を取り戻したら、躁状態の時の行動が、病気の症状であったと理解できるように心理教育的に関わる。

● 躁状態からうつ状態に転じた場合は、躁状態の時の自分の行動に愕然とし、自殺のリスクが高まるので注意する。双極性障害は自殺率が高い。

3) 治療の第3段階（回復期）と看護ケア

● 気分が安定したら、社会復帰に向け体調を整える。

● 服薬の継続および気分の変化に気づき、気分をコントロールするストレス対処法の修得を支援する。

● 睡眠不足は躁状態を引き起こす。よって睡眠記録等を用いて規則正しい生活リズムの獲得を支援する。

［近藤浩子］

文献
1）加藤忠史：双極性障害—病態の理解から治療戦略まで，第2版．pp223-296，医学書院，2011.

社交不安症／社交不安障害（社交恐怖）

1. 社交不安症／社交不安障害（社交恐怖）と具体的症状

- 社交不安症（social anxiety disorder）は、対人相互関係（例：親しくない人と会話する、人に見られて飲食する、人前でスピーチする）など、他者の注目を浴びる可能性のある場面に対して、著しい恐怖または不安を抱く疾患である。
- 社交場面において他者から、例えば、退屈だ、汚い、好きでないなどと判断され、否定的な評価を受けることを心配する。
- あるいは社交場面で、赤面、震え、発汗、言葉に詰まる、などの不安症状を見せて、恥をかいたり、拒絶されたり、他者の迷惑になったりするだろう、ということを恐れる。

2. 社交不安症／社交不安障害（社交恐怖）の成り立ち

- 社交不安症は、幼少時から「怖がり」の気質を持ち、青年期になってもその気質が持続し[1]、親密な対人相互関係を築くことへの不安が強まって、早期青年期に発症する（中央値は13歳）。
- 生涯有病率は、男性1.5％、女性2.1％で、女性に多い。また遺伝要因に強く影響される。
- パフォーマンス限局型（あがり症、プレゼン恐怖症）もあるが、このタイプが社交不安症の中に占める割合は、0.3〜3.5％と極めて少ない。

3. 社交不安症／社交不安障害（社交恐怖）と心理社会的反応

- 社交不安症は、慢性に経過する。学校や職場での1対1の対人相互関係においては、相手に嫌われないように、1日中、細心の注意を払うため、その疲労からうつ病になることがある。
- 早期青年期に発症することから、教育を受けた年数が短く、未婚のままでいる率が高い。一方で、治療を受けている割合は非常に低い。
- 「内弁慶」とも言われ、家族に対しては普通に自己主張できることがある。また再び会うことのない他人に対しても、気負わずに対応できることがある。

4. 社交不安症／社交不安障害（社交恐怖）の診断・検査

- 人生の早期に発症し、慢性に経過するが、受診することは少なく、うつ病やアルコール依存症などを併存して医療につながることが多い。

5．社交不安症／社交不安障害（社交恐怖）の看護

● 幼少期から持続する疾患のため、根気強い治療が必要である。不登校や、ひきこもり状態にあることが多く、就労支援も視野に入れて関わりを行う。

1）治療の第1段階と看護ケア

● 薬物療法は、患者の気質を十分に評価した上で、SSRIを用いる。薬効が出るには数か月かかることを十分に説明し、まずは心理教育から始める。

● 成人期を過ぎて、親密な仲間関係を持っていない場合は、自然な人格的成長を望むことが難しい。

● 治療者からは、患者の抱える「生きづらさ」を承認した上で、「これまで生きてきたこと」への賞賛と、「生きていく意味がある」ことを伝える。

2）治療の第2段階と看護ケア

● 社交不安を軽減し、苦手な状況に慣れられるように認知行動療法 [2] を行う。

・認知修正法：考え方の「クセ」を修正する
・暴露（エクスポージャー）：苦手な状況に慣れる
・SST：人間関係を円滑にする技法を学ぶ
・不安への対処：呼吸法や筋肉弛緩法を修得する

3）治療の第3段階（回復期）と看護ケア

● 不安や恐怖はすぐに消えないことを理解し、リラックス法を活用した対処ができるように支援する。

● 規則正しい食事、十分な睡眠、定期的な運動などによって生活習慣を整え、不安に立ち向かう基礎力をつけられるようにサポートする。

［近藤浩子］

文献
1）三村將編：不安または恐怖症関連症群，強迫症，ストレス関連症群，パーソナリティ症．pp74-83，中山書店，2021．
2）貝谷久宣監修：社交不安障害の全てが分かる本．pp80-98，講談社，2006．

パニック症／パニック障害

1. パニック症／パニック障害と具体的症状

- パニック症（panic disorder）は、突然に動悸や息切れ、発汗を生じ、窒息感や手足のしびれを感じて、「死んでしまうのではないか」「気が狂ってしまうのではないか」という強い恐怖にかられるパニック発作が、繰り返し起こる疾患である。

表　パニック発作の多彩な症状

①動悸・心悸亢進・心拍数増加／②発汗／③身震い・震え／④息切れ感・息苦しさ／⑤窒息感／⑥胸痛・胸部の不快感／⑦嘔気・腹部の不快感／⑧めまい・ふらつく感じ・頭が軽くなる感じ・気が遠くなる感じ／⑨寒気・熱感／⑩異常感覚（感覚麻痺・うずき感）／⑪現実感消失（現実ではない感じ）・離人感（自分自身から離脱している）／⑫抑制力を失うまたは"どうかなってしまう"ことに対する恐怖／⑬死ぬことに対する恐怖

2. パニック症／パニック障害の成り立ち

- 有病率は 2 ～ 3%、男女比は 1：2 で、女性の罹患が多い。発症年齢のピークは 20 ～ 24 歳にある。
- 遺伝要因があると考えられる。
- 発症にはストレスや過労が関連するが、主要因は神経伝達物質の異常と考えられる。
- 病前性格は、明るく社交的で、他者への配慮性が高く、活発で仕事熱心な人が多い。

3. パニック症／パニック障害と心理社会的反応

- パニック発作は 10 分以内にピークに達し、通常は数分から数十分で自然に治まる。よって救急車で病院に運ばれても、病院に到着する頃にはほぼ治まっていて確定診断に至らず、パニック発作への不安を抱え続けることが多い。
- 発作が反復すると、発作を起こすことへの「予期不安」から、不安や緊張が日常的に高まり、パニック発作を起こしやすくなる悪循環に陥る。
- パニック症の発症後 1 年以内に、7 ～ 8 割が広場恐怖を発症し、外出恐怖や乗物恐怖が生じる。

4. パニック症／パニック障害の診断・検査

- 予期できない突然のパニック発作を 2 回以上繰り返し、かつ予期不安または発作に関連した状況を回避するといった不適応的な行動の変化のいずれかが、1 か月以上持続する場合に、診断される。

5. パニック症／パニック障害の看護

1) 治療の第 1 段階と看護ケア

- パニック発作を抑えるため、SSRI 等の薬物療法を行う。十分な薬効には 8 〜 12 週間かかる。
- パニック発作は、「脳機能の異常による病気で、性格や気のせいではない、時間がたてば必ず治まり、発作によって死ぬことはない、また薬物等で治療可能である。」このような医師の説明を保証する。
- 発作のつらい体験を共感的に受け止め「焦らずゆっくり治しましょう」と患者を支持する。
- 可能であれば、不安への対処法として、簡単な呼吸法やリラクセーション方法を一緒に練習する。
- 治療には家族等の協力が必要であることを伝え、家族に協力を要請する。

2) 治療の第 2 段階と看護ケア

- パニック発作が消失した段階で、予期不安や広場恐怖に対する認知行動療法[1] を併用する。
- ①セルフ・モニタリング（不安は、時間と共に軽減することを観察する）、②自己教示法（大丈夫と言い聞かせるなど、自分を安心させるつぶやき）、③自己強化法（自分がよくやったと思える時に、自分を褒める）、などを修得できるように支援する。

3) 治療の第 3 段階（回復期）と看護ケア

- パニック症の再発予防のための心理教育として、症状は一進一退しながら回復し、治療には数か月から 1 年、長ければ数年かかることを理解してもらう。
- 服薬継続の必要性を伝え、自己中断を避ける。
- 睡眠や休息を取って疲れをためない、バランスよい食事と適度な運動、パニック発作の引き金となるカフェイン・アルコールを控えるなどを説明する。
- 呼吸法やリラクセーション法を継続し、社会復帰に向けて自信を回復できるように支援する。

[近藤浩子]

文献
1) 熊野宏昭，久保木富房編：パニック障害ハンドブック．pp102-110，医学書院，2008.

広場恐怖症

1. 広場恐怖症と具体的症状

- 広場恐怖症（agoraphobia）は、強い不安が生じた場合に助けを得ることや、逃れることが難しい状況にいること（表参照）に対して、著明な恐怖または不安を抱く疾患である。
- このような状況が複数あり、また、そのような状況に陥るのではないかと予期することによっても、顕著な恐怖や不安が生じる。

表　恐怖または不安の状況

①公共交通機関を利用すること（バス、航空機等）
②広い場所にいること（例：駐車場、市場）
③囲まれた場所にいること（例：店、映画館）
④列に並ぶまたは群衆の中にいること
⑤家の外に1人でいること

2. 広場恐怖症の成り立ち

- 有病率は、青年と成人の約1.7%が毎年診断され、男女比は1：2で、35歳前後の発症が2/3を占める。
- 遺伝率は61%で、他の恐怖症より高い。
- 典型的な経過は、持続的かつ慢性的であり、治療しない限り寛解は稀である。

3. 広場恐怖症と心理社会的反応

- 広場恐怖症は、特定の状況で、ほぼ常に恐怖または不安が起こるため、その苦痛は著しい。
- パニック様の症状、耐えられない症状、当惑する症状（例：高齢者にとっての転倒、失禁）が起こることを恐れて、特定の状況を積極的に回避する。
- 積極的回避のために、職業選択の範囲や、商店に買い物に行くなどの日常生活が制限される。
- 回避が重度になると、完全に家に縛りつけられるようになる。
- ただし医療専門職や友人などの同伴者が付き添えば、特定の状況に立ち入れることがある。

4. 広場恐怖症の診断・検査

- 広場恐怖症は、2つ以上の状況に対して著明な恐怖や不安がある、当惑や耐えられない症状が起こることを恐れて特定の状況を回避する、これらが長期間（少なくとも数か月）持続する場合に診断される。

5. 広場恐怖症の看護

●広場恐怖症のみで受診につながることは稀で、パニック障害を伴うケースが受診になりやすい。

1) 治療の第1段階と看護ケア

●薬物療法は、SSRI、SNRIが有効と言われるが、日本ではまだ保険適用外である。

●認知行動療法を用いる。

・心理教育[1]：不安の症状を理解し、不安は時間と共に自然に落ち着くという原理を学ぶ

・リラクセーション法：不安・緊張を緩和する方法として、呼吸法や筋弛緩法を学ぶ

・曝露療法：不安場面から逃げ出さず、さらし続けていると、不安は治まることを経験する

●曝露の手順は、まず不安階層表[1]を作成し、最も強い不安を100点、不安のない場面を0点として、練習を行う場面を決める。

不安階層表（例） 不安の最も強い場面を100点、 不安のない場面を0点	
100点	新幹線
90	満員の通勤電車
～	～
10	自家用車の運転
0	早朝の静かな公園

2) 治療の第2段階と看護ケア

●曝露の練習は、1人でできる場面が選ばれるが、可能であれば治療者が同伴する。

●失敗しても時間がかかっても、練習を繰り返すように、できたことに焦点を当ててサポートする。

3) 治療の第3段階（回復期）と看護ケア

●曝露の目標は不安を0にすることではなく、広場恐怖や予期不安が起こっても、慌てずに対応できることであると伝えて、継続を支える。

●行動できる範囲を徐々に広げ、日常生活における支障を減らし、QOLを向上させていく。

[近藤浩子]

文献
1) 熊野宏昭, 久保木富房編：パニック障害ハンドブック. pp46-47, 102-110, 医学書院, 2008.

全般不安症／全般性不安障害

1. 全般不安症／全般性不安障害と具体的症状

- 全般不安症（generalized anxiety disorder）は、仕事や学業など、多数の出来事または活動について、過剰な不安や心配が起こる疾患である。
- 心配の内容は、健康、経済問題、未来のことなど様々で、これには家事や約束事といった日常的な些細な出来事も含む。
- 心配事の焦点は、次から次へと移るため、今、行っていることへの集中が困難になる。
- 身体症状や認知機能の低下を伴う。

表 全般不安症に伴う症状

①落ち着きのなさ、緊張感、神経の高ぶり
②疲労しやすい
③集中困難、または心が空白になる
④易怒性
⑤筋肉の緊張
⑥睡眠障害（入眠困難、熟睡困難）

2. 全般不安症／全般性不安障害の成り立ち

- 生涯有病率は4〜9％で、男女比は1：2である。
- 幅広い年齢で発症し（中央値は30歳）、年齢により心配内容が異なる。遺伝要因が1/3に関与する。
- 症状は慢性で、生涯を通じて増悪と寛解を繰り返し、完全寛解する比率は非常に低い。

3. 全般不安症／全般性不安障害と心理社会的反応

- 子どもや青年では、学校やスポーツの出来栄えを心配し、成人では、家族の幸福や健康を心配し、病弱な高齢者では、転倒を心配する傾向がある。
- 子どもや青年では、完璧にできないことに極端な不満を感じ、課題をやり直す傾向がある。
- 時間を厳守することや、地震や核戦争などの破滅的なことを過度に心配する場合がある。
- 過度な心配により家庭でも職場でも時間や気力を使い果たし、緊張感によって疲れ、集中困難になり、処理能力が低下する。

4. 全般不安症／全般性不安障害の診断・検査

- 全般不安症患者が訴える不安は、より日常生活に関連した懸念（病気、責任、健康、家計など）である。
- 少なくとも6か月間にわたって過剰な不安・心配の

起こる日が、起こらない日よりも多いことによって診断する。

5. 全般不安症／全般性不安障害の看護

1) 治療の第1段階と看護ケア

● 認知行動療法を用いる。まず①心配を始めるきっかけとなる「出来事・感情・身体反応」を、セルフ・モニタリングによって捉える。②先回りして心配することが、さらに不安を強め、悪循環 [1] を生むことを理解する。

図 **不安の悪循環（文献1をもとに改変）**

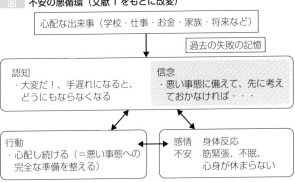

2) 治療の第2段階と看護ケア

● 「心配をやめてはならない」という信念を修正し、「心配してもしなくても、物事はあるがままに進んでいく」という現実の認識を促す。

● 「心配することと、問題解決は別」であると気づけるように「心配日記」などを用いる。

● リラクセーション法など、筋緊張を緩和する方法を身につける。

3) 治療の第3段階（回復期）と看護ケア

● ゴールは、不安がなくなることではなく、不安があっても対処できることであると認識する。

● できるようになった対処は、今後も継続することが必要であると伝え、続けられるように支援する。

[近藤浩子]

文献
1) 荒井穂菜美, 清水英司：全般性不安. 三村將編. 不安または恐怖関連症群, 強迫症, ストレス関連症群, パーソナリティ症, pp12-25, 中山書店, 2021.

強迫症・ためこみ症

1. 強迫症・ためこみ症の具体的症状と成り立ち

- 強迫症（Obsessive-Compulsive Disorder：OCD）は、自分でもコントロールできない不安や不快な考え、イメージ（強迫観念）が浮かび、それを軽減しようとする衝動として様々な行為（強迫行為・儀式）を繰り返し行う。

- 強迫行為によって不安は一時的に軽減するが、結果的に不安の対象をより脅威に感じ、「やりすぎ」「不合理」とわかっていても行わずにはいられず、「疲れ果てた」「やめたい」と思ってもやめられず、繰り返すという悪循環に陥る。

- 強迫症の主なタイプには、不潔恐怖・洗浄強迫、加害恐怖・確認強迫、縁起強迫、強迫性緩慢、不完全恐怖、疾病恐怖、不道徳恐怖、懺悔強迫、宗教強迫、性的不道徳恐怖、雑念恐怖などがあり、症状の現れ方は様々で、複数の症状を持つ場合がある。

- ためこみ症（hoarding disorder：HD）は、実際の価値とは無関係に、所有物を手放すことが持続的に困難な症状を呈する。

- 無秩序かつ過剰な収集を行い、手放すことに関連した嫌悪や苦痛により、ためこむ行為が主な特徴である。

- いかなる物品も対象になり、整頓せず、生活空間を制限する。

- 手放すことの困難さは、所有物の有用性や遺失を避けたい考えや恐怖、必要という思い込み、執着、美的価値に関するこだわり、強い情緒的愛着、獲得や所有の欲求に由来し、手放す行為に関連した苦悩がある。

- 過剰収集を制御できないことに本人は苦痛を感じている場合が多く、盗みによる収集も少なくないとの指摘がある。

2. 強迫症・ためこみ症と心理社会的反応

- 強迫観念、強迫行為を誘発する状況、動作などを回避し、日々の生活習慣や職業上の機能、社会的活動、他者との関係を妨げる。

- 巻き込みは、家族関係の悪化や家族機能に支障を来す。

- ためこみ行動によって、生活空間が制限され、通常の生活が行えず、自他の健全な生活環境の維持を妨げる。社会的活動の障害や二次的身体機能の衰弱、収集物処分をめぐる地域トラブルや社会的孤立を来す。

3. 強迫症・ためこみ症の診断・検査

- 強迫観念や強迫行為についての内容（強迫思考へのとらわれ、儀式的行動への没頭、儀式内容、所要時間、頻度、儀式に関連した身体的訴え、症状への抵抗や工夫、生活への影響など）を本人の苦痛感と会話内容、行為について、家族や友人から聴取する。
- ためこみ症の特徴的症状の持続、思考特性、物を手放すことの困難さ、使用目的が大きく損なわれる生活状況、社会的・職業的機能への影響について、本人の会話内容、行為内容を家族や友人から聴取する。

4. 強迫症・ためこみ症の看護

1) 治療の第1段階と看護ケア

- 安全安楽な治療環境を提供し、休養と身体的機能の回復を支える。
- 特徴的症状に伴う本人と家族の苦悩を傾聴し、治療への不安や抵抗感を受け止め、トラウマインフォームドケアを意識し、治療的動機づけを支え、患者や家族との間に信頼関係を築く。

2) 治療の第2段階と看護ケア

- 認知行動療法や暴露反応妨害法などに伴う制限や直面化で高まる不安（例：儀式の制限による「悪いことが起きる」という不安増強）や苦痛（例：収集物を手放す時の「大事な物を捨てているのでは」という遺失恐怖）を傾聴し、感情の言語的表出を支え、現実的な対処行動への取り組み（例：儀式を簡素化する、捨てることに慣れ捨てても大丈夫という認識を身につける）を支え、患者が適切な判断や意思決定ができるように関わる。
- 心理教育や面談を促し、家族の共依存などの負の連鎖からの抜け出しを支える。

3) 治療の第3段階（回復期）と看護ケア

- 患者が感じる自己コントロール感の回復について話し合い、自尊感情の回復を支え、患者が目指す社会生活像の実現へ向けた方法や計画について一緒に考え、治療継続と再燃予防へとつなげる。

[髙間さとみ]

心的外傷後ストレス障害（PTSD）・急性ストレス障害（ASD）

1. ストレス関連障害と具体的症状

- 心的外傷後ストレス障害（PTSD）は、生命に関わるようなトラウマ体験の後、強い不安や緊張が継続する。
- 症状は、①体験に関する苦痛な記憶が蘇る再体験症状（侵入症状）、②体験の想起につながるような刺激を回避しようとする回避症状、③否定的な信念、歪んだ認識が強くなる認知と、幸福感や満足感、愛情などの陽性感情を経験できない陰性気分、④体験につながらないような刺激であっても過剰な驚愕反応を示す覚醒亢進がある。
- 急性ストレス障害（ASD）は、心理的に外傷的な出来事が起こり、急激な侵入症状、陰性気分、回避症状、覚醒症状として、睡眠障害、易怒性や怒りの爆発、集中困難、過剰な驚愕反応が現れる。
- 心理的な外傷の出来事の部分の記憶が脱落し、外から自分を眺め現実感や時間感覚が失われる乖離症状が生じる。症状は1か月程度で消退する。

2. ストレス関連障害の成り立ち

- トラウマ体験により大脳辺縁系の扁桃体の活動が亢進し、不安や恐怖を感じやすくなる[1]。
- 海馬が萎縮することにより恐怖記憶の再生が亢進する。

3. ストレス関連障害と心理社会的反応

- PTSDにより、不安症、抑うつ、アルコール依存症などの精神疾患を併発する可能性がある。
- 不安や恐怖の記憶により日常生活が困難になる。さらに自尊感情が低下する。
- 子どもにストレスが強くかかることで成長してから、うつ病、神経性大食症、パニック障害、境界性パーソナリティ障害などが生じる[1]。

4. ストレス関連障害の診断・検査

- PTSD関連の症状が把握できるIES-R（Impact of Event Scale-Revised）を用いる。
- ASDはストレスとなるイベントと症状との関連で診断される。

5. ストレス関連障害の看護

1) 治療の第1段階と看護ケア

- トラウマ体験を無理に引き出そうとせず、環境調整をした上で不安を和らげるよう共感的に接し、信頼関係を構築する。
- トラウマ体験のような異常な体験をした時の正常な反応である[2]ことを理解できるよう疾患教育を行う。
- 安全を保障できる環境を提供し、患者の思いを傾聴する。
- 薬物療法を行う場合は、作用、副作用の観察と、服薬が継続できるよう支援する。
- 抗不安作用があるベンゾジアゼピンは長期間連用することにより薬剤性健忘や依存を形成しやすいので注意をする。

2) 治療の第2段階と看護ケア

- 認知行動療法や曝露療法などを行う場合は、有用性が認められていることを伝え、治療継続のための支援を行い、不安について傾聴する。
- リラクセーションや腹式呼吸、筋弛緩法などでストレスに対して自己対処できるように支援する。
- 怒り等の感情がうまく表出できない場合が多いため、傾聴し、感情表出を促す。

3) 治療の第3段階（回復期）と看護ケア

- 現実的な生活ができるよう計画を立案できるように支援し、実行に向けてエンパワメントを行う。
- 自己洞察を促し、自己を客観的に見つめることができるように支援する。

[森千鶴]

文献
1) 秋山一文, 斉藤淳：ストレスと精神障害, Dokkyo J Med Sci, 33 (3)：204-212, 2006.
2) 飛鳥井望：心的外傷後ストレス障害（PTSD）, 小児科, 48 (5)：758-762, 2007.

適応障害

1. 適応障害と具体的症状

- 適応障害（Adjustment Disorder）は、日常的なストレスにうまく適応できない結果、抑うつや不安など情動面の症状、行動面の症状、身体面の症状のため社会生活に支障を来す[1]。
- 情緒面、行動面、身体面の症状がある。
- ①情緒面：抑うつ気分、不安、集中力低下、いらいら、焦燥感、緊張感など
- ②行動面：その人らしからぬ発言や素行障害、摂食行動の障害、無断欠勤、遅刻、多量飲酒など
- ③身体面：睡眠障害、めまい、頭痛、動悸、食欲不振、嘔気、嘔吐、倦怠感など

2. 適応障害の成り立ち

- 環境変化や人間関係の悪化、本人の健康問題などの明らかな日常生活でのストレスの存在という外的な要因と、その人がもつ性格やストレスへの耐性、社会的サポートの不足等が影響する。

3. 適応障害と心理社会的反応

- 憂うつで気分が落ち込む、不安感で神経質になり職場や学校に行けない、家事ができないなど通常の社会生活が送れない。
- 学校や職場で理解が得られない場合に「ずる休み」「仮病」などのレッテルを貼られることがあり、ストレスを増強させ、悪循環になる。

4. 適応障害の診断・検査

- 身体疾患の有無を鑑別した後、症状の現れ方や時期、ストレスとの関係で診断する。
- 対象者に応じて学校生活適応尺度[2]、職業性ストレス簡易調査票等を活用する。

5. 適応障害の看護

1) 治療の第1段階と看護ケア

- ストレス原因を除去するために、時には休職したり、職場内の人間関係を調整するように相談する。
- 十分に休養を取るように勧める。休養は、1日中ベッドで過ごすのではなく、適度な活動と適度な休養をし、ゆっくりと回復を待つことを伝える。
- 軽いストレッチ体操や音楽を聴くなど、患者がリラックスできそうなことを尋ね、できそうなことから行うように促す。

2) 治療の第 2 段階と看護ケア

● 心理カウンセリングを受け、ストレス状況や不安や孤独に対処することや、同じ疾患の患者同士で交流することが有用であると伝える。

● 患者の気持ちに寄り添い、これまでの努力を認め、不安を受け止める。

● ストレスに対して自分がどのように考えやすいのか、またどのような対処行動を取っているかに気づき、そのパターンを変えようとする認知行動療法を行う。

● 認知行動療法を受けている患者の気持ちを理解し、継続して治療が受けることができるように励ます。

3) 治療の第 3 段階（回復期）と看護ケア

● 患者自身のストレス対処能力を高めるように本人と環境の間に生じている問題を整え、ストレスを受け入れることができようにする。

● 本人のストレス状況や環境の問題があることを家族や職場に理解してもらえるように相談を促し、周囲の協力を得る。

● 「今起こっている問題をはっきりさせる」「解決案を数多く出す」「苦痛の程度を点数化する」「解決策を選ぶ」「実行する」という認知行動療法の技法の枠組みを伝え、自分でも実施してみるなど、ストレスに対処できるように支援する。

[森千鶴]

文献
1) 木村哲也，佐藤直弘，木村宏之：コンサルテーション・リエゾン精神医学における身体疾患による適応障害の臨床研究．総病精医，23（1）：60-70，2011.
2) 岡本百合，三宅典恵，永澤一恵ら：発達障害特性を持つ大学生の適応評価尺度開発に向けて－評価項目の抽出．総合保健科学，33：1-10，2017.

解離症群／解離性障害群

1. 解離症群／解離性障害群と具体的症状

- 解離症群／解離性障害群（Dissociative Disorders）は心因性精神疾患である。
- 解離には、解離性健忘、解離性遁走、解離性同一性障害、離人症性障害の4つがある。
- 解離症・解離性障害群は、「記憶、知覚、運動、情動などの心身の機能の一部が一時的に欠落したために、心身の統合された機能が失われた状態」[1]である。

2. 解離症群／解離性障害群の成り立ち

- 心的外傷になるイベントに晒された時に自我の崩壊を防ぐために、出来事と感情を意識外に切り離し抑圧する。

3. 解離症群／解離性障害群と心理社会的反応

- 自分が自分でない感じや外界の変容感、自伝的記憶の想起が困難で、ストレスフルな環境からの遁走など、社会的機能が低下する。
- 複数の人格の交代により同一性が損なわれ、周囲にも混乱、誤解、偏見が生じやすい。
- 詐病や操作と誤診されやすい。

4. 解離症群／解離性障害群の診断・検査

- 患者の苦労をねぎらいつつ、幼少期のトラウマに焦点を当てた診断面接を行い、記憶の欠損、幻視や幻聴、自傷行為、種々の転換症状の有無とそれが出現する前後の状況（ライフイベントなど）、意識や見当識を聴取する。
- 幼少期からの家族関係、家族からの性的虐待を含む虐待や厳しいしつけの有無、両親の不仲などの家庭内の葛藤の有無とその受け止めについて聴取する。
- 解離体験尺度（Dissociative Experiences scale：DES）、DSM-5による系統的な診断面接により、統合失調症、双極性障害、境界性パーソナリティ障害、側頭葉てんかん、一過性健忘、一過性脳虚血発作、虚偽性障害、詐病との鑑別診断を行う。鑑別のためのMRIや脳波検査を行う。

5. 解離症群／解離性障害群の看護

1）治療の第1段階の看護ケア

- 治療的な人間関係を構築し、安全感、安心感が持てるようにトラウマに配慮した思いやりに満ちた人的、物理的環境を提供する。

- 人格の交代や転換に興味本位に関わらない。
- セルフケアのできていることを承認・称賛し、不足を補う。
- 欲求に基づくセルフケア上の目標を一緒に立て、患者が取り組むのをサポートする。
- 面接中に解離が起こった場合は、グランディング・テクニック（五感を刺激して、患者の意識を今、この場、自分に向けさせる方法）を用いて安定化を図る。

2）治療の第2段階の看護ケア

- 適応的な行動を承認し称賛する。
- 治療の進展に伴う心理的な苦痛を、定期的な看護面接でサポートする。
- トラウマに関する心理教育を行い、自分の病態についての理解が深まるように援助する。
- 音楽を聴く、ヨガ、呼吸法、日光を浴びる等の自分でできる心の安定化の方法を提示し、実行できるように支援する。
- セルフケアの目標達成度を一緒に評価し、次の目標に取り組めるようにサポートする。

3）治療の第3段階（回復期）の看護ケア

- 家族関係の中での困難やセルフケアレベルの把握のために、定期的な看護面接を行う
- 患者の肯定的な変化を認め、称賛する。
- 入院中の経過を一緒に振り返り、できたことと残った課題を明確にする。
- 退院後のセルフケア上の目標と具体的な生活の方法を計画するのを助ける。
- クライシスプランを一緒に立て、シミュレーションできるように支援する。
- 地域での患者の理解者、支援者のネットワークを築き、患者がそれを活用できるように援助する。

[松枝美智子]

文献
1）岡野憲一郎：解離性障害をいかに臨床的に扱うか. 精神誌, 117（6）：399-412, 2015.

身体症状症および関連症群

1. 身体症状症および関連症群とは

- 身体症状症および関連症群には、身体症状症、疾病不安症、変換性／転換性障害、他の医学的疾患に影響する心理的要因、作為症／虚偽性障害、他の特定される身体症状症および関連症、特定不能の身体症状症および関連症がある。
- 反復する身体的愁訴は 30 歳未満で始まる。多くの患者は複数の身体症状を現すが、重度の疼痛を 1 つだけ現す場合がある。
- 重症度の変動があるが、症状が持続する。

2. 身体症状症および関連症群と心理社会的反応

- 一般的に慢性化し長期にわたり、状態は一進一退になるので、患者は医療者を信頼すると同時に「よくならない」という気持ちを抱いている。
- 心理的な葛藤やストレッサーと身体症状との関連を自覚するが、やや独善的なことがある。
- 複数の医療機関を受診し、漢方薬や鍼灸など、様々な受療行動をとる。
- 医師が処方した薬を途中でやめる、自己調整をする、インターネットで海外の薬を自分で取り寄せる、などと病気への多様な対処行動をとる。

3. 身体症状症および関連症群の診断・検査

- 疼痛など苦痛を伴う身体症状があり、不眠など日常生活に困難さがあることで、身体症状や健康への懸念に関連した過度な思考、感情、または行動がある。
- 特定の身体症状が持続的に存在していなくても症状のある状態が 6 か月以上持続している。
- 診断は、本人、家族および近親者からの聴取による。

4. 身体症状症および関連症群の治療

- 治療は、支持的精神療法、認知行動療法、気質性が強い場合の森田療法である。
- 薬物療法は軽度の抗うつ薬や抗不安薬を用い、重度の疼痛には SNRI などの抗うつ薬を使用する。

5. 身体症状症および関連症群の看護ケア

1）第 1 段階の看護ケア

- 作為症／虚偽性障害患者を除けば、患者は自分の症状について嘘、偽りを表現することはなく、自分の身体的症状を自覚し、身体的苦痛が強く日常生活がままならずに苦しんでいる。

- 話題は、身体症状中心になり多義にわたる。
- 看護師は、患者の症状を緩和するための日常生活の支援を患者と共に検討する。真摯な対応が患者の看護師に対する信頼感情をもたらす。

2) 第2段階の看護ケア

- 看護師は、毎回の訴えを共感的に聴き、その時々に誠実に対応する。
- 患者の苦痛の変化を観察し、必要があれば客観視できるように図やグラフ、スケールで表す。
- 患者の苦痛の変化と部位の変化がないかを判断し、苦痛の部位が移る場合は患者の生活環境の変化やショックになる出来事がなかったかどうかを検討する。
- 何をしてもよくならない、という患者のやるせない気持ちに共感して、一進一退の患者と共に辛抱強く一歩一歩歩んでいく。少し症状が改善すると生活に変化が起こる。
- 良い変化があった時は、努力をねぎらう。
- 一番悪かった時の状態と比較して、○○だったのにそこまでできたのですね、と肯定的に評価する。
- 今後どうしたいか、という患者の夢と希望を聞き、それができるように小さなステップを共に考える。
- 緩やかに患者の自己洞察を促す会話をする。

3) 第3段階（回復期）の看護ケア

- 回復期では、患者は徐々に身体症状が改善するので希望が湧いてくる。
- 今までできなかったことができるようになるので、日常生活が楽になる。
- これは日々の患者の努力であることを認める。

4) 家族支援

- 家族は、患者のつらい状態に心を痛め、一方では「患者の訴えに閉口している」など患者には言えないほどの苦痛を感じているので、ゆっくりと話を聴く。
- いくら治療をしても良くならずにいろいろな医療機関に同行して疲弊してるので、支えてきた家族の労をねぎらい、家族が取った解決方法を支持する。

[川野雅資]

パーソナリティ障害群

1. パーソナリティ障害群の症状

- DSM-5 によれば、パーソナリティ障害とは、認知・感情・対人関係・衝動の制御のパターンが著しく偏り社会生活に支障を来している状態をいう。

2. パーソナリティ障害群の類型

- DSM-5 では、パーソナリティ障害は 3 群に分かれ 10 の類型がある。

> 【A 群：奇妙で風変りな群】
> 猜疑性（妄想性）パーソナリティ障害
> 統合失調質（シゾイド）パーソナリティ障害
> 統合失調型パーソナリティ障害
> 【B 群：演技的・情緒的で移り気な群】
> 反社会性パーソナリティ障害
> 境界性パーソナリティ障害
> 演技性パーソナリティ障害
> 自己愛性パーソナリティ障害
> 【C 群：不安・恐怖を示す群】
> 回避性パーソナリティ障害
> 依存性パーソナリティ障害
> 強迫性パーソナリティ障害

3. パーソナリティ障害群の成り立ち

1) 生物学的要因

- 遺伝的要因、セロトニン系の機能低下、視床下部 - 下垂体－副腎系の機能低下などが考えられる。

2) 心理社会的要因

- 発達過程や生育環境、アルコールや薬物の大量摂取、人間関係のトラブルなどストレスの多い状況が引き金になる[1]。

4. パーソナリティ障害群の診断・治療

- 病歴および診断基準（DSM-5）から診断する。
- 薬物療法は非定型抗精神病薬が有効である。衝動性や感情の不安定さには SSRI や感情調整薬、不安抑制には SSRI が有効である。
- 精神療法では、支持的精神療法、認知行動療法、対人関係療法、力動的精神療法、弁証的行動療法、メンタライゼーション療法、家族療法などを患者の特性に合わせ選択する。

5. パーソナリティ障害群の看護

- 臨床支援につながる割合が最も高い境界性パーソナリティ障害（BPD）の看護について述べる。

1）治療の第1段階（入院初期）と看護ケア

- 構造化した治療環境を提供する。チーム全体で、治療方針の確認、病棟規則を厳守し、必要以上の患者の要求は受け入れられないなど約束事を事前に決め一貫した対応を実践する。
- 精神症状、自傷行為の有無をアセスメントする。
- 入院により家族に見捨てられた不安が生じるため、安心と励ましを伝える。

2）治療の第2段階と看護ケア

- 対人関係が維持できることを目標に、契約関係をチーム全体で維持する。
- 感情が極端に変動しやすく衝動的になりやすいため、課題となる場面で立ち止まりを促し、別の選択肢を提示し、振り返りを重ねられるよう支援する。
- 患者に振り回され陰性感情や無力感を抱く場合があるが、個々の特徴を理解し柔軟に対応する。

3）治療の第3段階（回復期）と看護ケア

- 外出や外泊時に退院後の生活について共に考え、患者が自己コントロールできるよう働きかける。
- 家族は患者の発症に対し自責の念を持つ一方で、病状に振り回されることへの苛立ちを抱いている場合が多い。家族面接や家族心理教育を用い、家族の負担感の軽減、患者との関係性の向上を共に考える。

[鬼頭和子]

文献
1）尾崎紀夫，三村將，水野雅文，村井俊哉編：標準精神医学，第7版．pp292-294，医学書院，2018.

摂食障害群
―神経性やせ症・神経性過食症

1. 神経性やせ症・神経性過食症と具体的症状

- 神経性やせ症は主に拒食、神経性過食症は主に過食がある。
- 拒食は、体重増加や太ることへの強い恐怖心から、持続的にカロリー制限や体重増加を阻害する行動の持続、体重や体形に関する歪んだボディイメージの障害がある。
- 過食は、過食が反復し、それによる体重増加を防止するための自己誘発性の嘔吐、下剤、利尿薬の乱用などの不適切な行動がある。
- 拒食の症状は、低栄養、無月経、ホルモンバランスの乱れ、電解質や脂質代謝異常などがある。
- 過食の症状は、自発誘発性の嘔吐に続発する胃酸の逆流による齲歯、下剤乱用による低カリウム血症に起因する筋力低下、不整脈、腎機能障害などがある。

2. 神経性やせ症・神経性過食症の成り立ち

- 拒食・過食は、美容や健康上の理由による肥満蔑視や、やせ願望のような社会的要因、低い自尊心・否定的な自己評価・成熟することへの自立葛藤などの心理的要因、偏った親の養育態度・家族関係などの家族環境、摂食行動をコントロールする神経系、遺伝的素因などの生物学的要因が関与している。

3. 神経性やせ症・神経性過食症と心理社会的反応

- 過度の食事制限や反対に無茶食い、1日中食べ続ける、盗食、万引きなど、社会生活に影響する行動が出現するが個人差が大きい。
- 体重や体型への強いこだわりから、他者への関心の薄さや、対人関係に影響を及ぼす。
- うつ症状が合併している場合があり、就労や就学などの社会生活への影響する。

4. 摂食障害の診断・検査

- 摂食態度検査（EAT）や短縮版 EAT-26 をスクリーニングに用いる。過食に対しては過食症質問表（BITE）を用いる。発症には複雑な要因が絡み合っており、生理・心理・社会的側面から多面的に捉える。
- 成人の場合、神経性やせ症の各病型は、BMI が 17 以上を軽度、16 〜 16.99 を中等度、15 〜 15.99 を重度、15 未満を最重度に分類する[1]。
- 神経性過食症は、過食や過食嘔吐が週に 1 〜 3 回を

軽度、4〜7回を中等度、8〜13回を重度、14回以上を最重度に分類する[1]。

- 重症度は重症度分類に加えてその他の症状や生活上での障害などを加味して判断する[1]。

5. 神経性やせ症・神経性過食症の看護

1) 治療の第1段階と看護ケア

- 患者は病気や障害という認識がなく、食行動や栄養状態を問題と認識しておらず、治療への動機づけがない。
- 生活上の困難に焦点を当て、栄養摂取や薬物療法などに対する協力が得られるように支持的に関わり、信頼関係を築く。
- 患者が安心して過ごせる環境を整えるために、家族を含めた心理教育や認知行動療法を行う。
- 日常生活が困難な部分はセルフケアの支援を行う。

2) 治療の第2段階と看護ケア

- 症状や栄養状態がある程度改善すると入院治療から外来治療へと移行する。
- 患者は今までの状態を変化させたい気持ちと変化させたくない気持ちの両価的な考えを持っている。
- 行動や症状を維持させている患者の思いに寄り添い、行動の異常に焦点を当てず、気持ちを表現でき治療への動機づけを持てるように緩やかに関わる。

3) 治療の第3段階（回復期）と看護ケア

- この時期も患者の問題行動に焦点を当てるのではなく、行動を維持することで心のバランスをとっていることを、家族や周囲の者が理解できるように支援する。
- 患者が自分の目指すゴールに向けて自分のペースで治療が継続できるように支援し、社会適応を目指す。
- 地域では、自助グループを活用し、当事者同士の思いを共有し、病気への認識を高め合い、社会生活を維持できるように支援する。

[萩典子]

文献
1) 日本精神神経学会日本語監修：DSM-5 精神疾患の診断・統計マニュアル. pp332-347. 医学書院. 2014.

睡眠-覚醒障害群

1. 睡眠-覚醒障害群と具体的症状

- 睡眠-覚醒障害群の中で、不眠症には、入眠障害・中途覚醒・早朝覚醒がある。
- 睡眠関連呼吸障害群には、睡眠中の呼吸停止やいびきに加え、日中の強い眠気がある。
- 中枢性過眠症群には、十分な睡眠を確保しているにもかかわらず、日中の強い眠気がある。
- 概日リズム睡眠-覚醒障害群には、昼夜逆転など睡眠時間帯の異常がある。
- 睡眠時随伴症群には、睡眠中に大声や歩き回るなどの異常行動がある。
- 睡眠関連運動障害群には、四肢のむずむず、不随意運動などがある。

2. 睡眠-覚醒障害群の成り立ち

- 不眠症は、身体的要因・生理学的要因・薬理学的要因・心理学的要因・精神医学的要因の5つがある。
- 睡眠関連呼吸障害群は、睡眠中に呼吸中枢の異常や気道の閉塞により無呼吸や低呼吸の状態になる。
- 中枢性過眠症群は、夜間の睡眠障害の代償、睡眠中枢の過活動、覚醒中枢の機能不全が原因で起こる。
- 概日リズム睡眠-覚醒障害群は、時差や交代勤務などで体内時計の働きが乱れ、眠る時刻や起きる時刻が早過ぎる、遅過ぎる、毎日ずれることで起こる。
- 睡眠時随伴症群は、睡眠中に中枢神経系の活動の賦活が骨格筋と自律神経系の経路へ伝わり生じる。
- 睡眠関連運動障害群の中で、レストレスレッグス症候群には、原因不明なものと、鉄欠乏性貧血、腎不全などが原因のものがある[1]。周期性四肢運動障害では、ドパミン作動性機能障害が指摘されている。

3. 睡眠-覚醒障害群と心理社会的反応

- 心理的反応として、注意力・集中力・記憶力の低下、焦燥感の増強、過活動、衝動性・攻撃性、意欲の減退、日中の眠気、不眠恐怖、睡眠に関する不満、抑うつ気分、せん妄などがある。
- 社会的反応として、学業や仕事の能率が落ち、仕事や自動車運転中などに過失や事故を起こすリスクが高まる。

4. 睡眠-覚醒障害群の診断・検査

- 患者や家族の訴えをよく聞き、睡眠・覚醒の状態、症

状の出現時期・持続期間や誘因、既往歴、家庭生活と生活習慣、職業歴、社会的問題などを聴取する。
- 睡眠に関する満足度を確認し、不眠症状、日中の眠気、睡眠時間帯の異常、睡眠中のいびきや無呼吸、睡眠中の異常行動、睡眠中の異常感覚や不随意運動などの問題を特定する。
- 必要に応じて、睡眠ポリグラフ検査（PSG）、反復入眠潜時試験（MSLT）などの検査を実施して確定診断と重症度の判定を行う。

5. 睡眠-覚醒障害群の看護

1) 治療の第1段階と看護ケア
- 患者・家族との治療的信頼関係を築き、不安や心配事を話しやすい温かな雰囲気を作り傾聴する。
- 検査や治療は効果的に行い、疼痛の緩和や不快感の軽減に努め、眠りやすい状態にする。
- 睡眠時無呼吸症候群（SAS）では、夜間のCPAP（持続陽圧呼吸療法）の設定、装着、加湿を確認する。
- ナルコレプシーでは、中枢神経刺激薬や三環系抗うつ薬を与薬し、規則正しい睡眠習慣に戻す。
- 概日リズム睡眠-覚醒障害群では、睡眠衛生指導や時間療法（睡眠時間を少しずつずらす）、高照度光療法、メラトニン作動薬で体内時計を調整する。
- レム睡眠行動障害や睡眠関連運動障害群は、病態に応じた治療薬を与薬する。

2) 治療の第2段階と看護ケア
- 患者が活動と休息のバランスがとれた規則正しい生活リズムを維持できるように話し合う。
- 睡眠時無呼吸症候群（SAS）は、夜間のCPAPのリークの有無や装具の清潔、体重の増減、不快感の有無、定期的な受診の有無などを確認する。

3) 治療の第3段階（回復期）と看護ケア
- 減薬・休薬に向け、患者が睡眠衛生教育に基づいた生活を維持することができるように働きかける。

[村上茂]

文献
1) 米国睡眠医学会著，日本睡眠学会診断分類委員会訳：睡眠障害国際分類，第3版. pp213-219. ライフ・サイエンス，2018.

アルコール関連障害群

1. アルコール関連問題と具体的症状

- アルコールに起因する臓器障害等の身体的問題、アルコール乱用等の精神的問題、飲酒によって起こる暴力や虐待、飲酒運転、離職など生活の中で生じる様々な問題、をアルコール関連問題という。
- アルコール依存症とは、アルコール関連問題の最終段階であり、アルコール関連問題が特定の個人に集積した状態である。
- アルコール依存症は、精神的依存、耐性の獲得、飲酒行動の異常、身体的依存の存在が特徴である。

2. アルコール関連障害群の成り立ち

- アルコールによる耐性獲得に従い飲酒量が増加し、次第に抗えない飲酒欲求が芽生え、身体および精神的依存を形成し、飲酒行動の自己制御不能という悪循環を形成する[1]。

3. アルコール関連障害群と心理社会的反応

- 習慣的な大量摂取が起こると徐々に社会的な影響（職業上、家庭内、経済的な問題など）が拡大する。
- 脳器質的な機能障害により、認知症、意識障害、末梢神経障害、小脳失調症を生じる。
- アルコール依存症とうつ病は高率に合併する。

4. アルコール関連障害群の診断・検査

- DSM-5 では「アルコール使用障害」と表記する。
- 診断基準は、耐性、離脱症状、時間と共に飲酒量が増すこと、減らしたくてもできないこと、入手と使用あるいは飲酒の影響からの回復へとらわれていること、他の興味や社会的活動が減少すること、明らかに有害であるにもかかわらず、飲酒が継続されることである[2]。

5. アルコール関連障害群の看護

1）治療の第1段階と看護

- 第1段階は導入期であり、病気としての理解、治療への動機づけを行う。
- 離脱症状には、患者との信頼関係を築き、離脱症状とはどのようなものかを説明し、患者が症状の出現による混乱を最小限にする。
- 離脱症状が出現したら、危険防止に努める。特に幻覚により、自傷他害に至らないように1時間ごとに観察を行う。

- 離脱症状が改善したら患者に離脱症状の状態を伝えて振り返り、断酒の動機づけへとつなげる。

2) 治療の第2段階と看護

- 第2段階はリハビリテーション前期であり、依存の洞察、精神の安定化、社会生活技能の向上を目的にする。
- 患者と今回の入院の原因となった自分の飲酒問題を整理する。
- 飲酒に関連した問題があったにもかかわらず、なぜ飲酒を続けたのかを考え、自分の飲酒に対する考え方が、適切かどうかを患者自身が検証できるように関わる。
- 規則正しい日常生活を送ることにより、不規則な生活習慣を改善することを支援する。

3) 治療の第3段階と看護

- 第3段階はリハビリテーション後期であり、断酒の継続、ストレス対処行動獲得、家族の回復、生活の安定化を目指す。
- 断酒継続のために、具体的で実現可能な方法を患者と話し合う。患者が自ら立てた対処方法を実践できるように支援する。
- 入院中から自助グループに参加して、断酒生活が継続できる準備を行うことを勧める。

［伊藤桂子］

文献
1) 宮田久嗣, 高田孝二, 池田和隆：アディクションサイエンス―依存・嗜癖の科学. pp111-120, 朝倉書店, 2019.
2) 日本精神神経学会日本語監修：DSM-5 精神疾患の診断・統計マニュアル, pp483-484, 医学書院, 2014.

鎮静薬、睡眠薬、または抗不安薬関連障害群

1. 鎮静薬、睡眠薬、または抗不安薬関連障害群と具体的症状

- 鎮静薬、睡眠薬、抗不安薬に対する薬物依存は疼痛や不眠や不安を訴え、医師から処方を受けたのち、反復使用に至る場合が多い。
- バルビツール酸系薬物依存の症状として、身体面では言語や動作が緩慢になり、歩行障害や構音障害が起こる。精神面では思考がまとまらず、情緒が不安定になる。
- 服薬を急に中断すると離脱症状として、全般性けいれん発作とせん妄状態が出現する場合がある。
- 鎮静薬の中にはカフェインやフェナゼチンと共にバルビツール酸系薬物が含まれており、市販されているものもある。

2. 鎮静薬、睡眠薬、または抗不安薬関連障害群の成り立ち

- ベンゾジアゼピン系薬物は抗不安、睡眠薬として用い、バルビツール酸系薬物は睡眠薬や抗てんかん薬として用いているが、共に抑制性神経伝達物質（GABA）の作用を増強し、細胞の興奮性を低下させることにより、作用を出現させる。
- 薬物依存の心理的な要因として、自己治療仮説がある。
- 心理的苦痛を一時的に緩和するために物質を使用するが、その結果かえって苦痛が強まり、さらなる物質使用を促進する。
- 患者は無意識に自分の抱える生きづらさや苦痛を緩和する目的で依存物質を選択し、つらい今をやり過ごした結果、薬物依存症になる。

3. 鎮静薬、睡眠薬、または抗不安薬関連障害群の診断

- DSM-5 の診断ではアルコールや覚醒剤などと同様に鎮静薬、睡眠薬、および抗不安薬も含めて 10 の異なる分類の薬物を含めて物質関連障害群としている。物質使用障害の診断基準を、①制御障害、②社会的障害、③危険な使用、④薬理学的基準の 4 群 11 項目にまとめている。

4. 鎮静薬、睡眠薬、または抗不安薬関連障害群の治療

- 鎮静薬、睡眠薬または抗不安薬関連障害患者は、他の精神障害を併存している場合が多く、薬剤使用の始まりも精神障害の治療である。
- 原疾患の治療を適切に行う。最終的な治療目標として治療薬をすべて断つのではなく、適用量で継続するこ

とを考える。
- 常用量依存型か衝動的過量服薬型か薬物依存型か、使用障害の型を同定する。
- 薬物依存型は、深刻な離脱症状の出現の可能性があるため、入院治療が適切である。

5. 鎮静薬、睡眠薬、または抗不安薬関連障害群の看護

1) 治療の第1段階と看護ケア
- 患者との間に信頼関係を築き、安心して治療を受けられることを保証する。
- けいれん発作やせん妄状態が現れたら、隔離する場合があることを説明する。
- 隔離となった場合、トラウマインフォームドケアを意識して看護を行う。

2) 治療の第2段階と看護ケア
- 薬物の渇望により、些細なことに苛立ち、攻撃的な言動が目立つ時期である。
- 訴えがあった時は誠実で素早い対応を心がけ、信頼関係を築く。
- 入院治療の場は正直な気持ちや薬物使用について話をしてよい場ということを説明する。
- 良い変化にはプラスのフィードバックを行う。

3) 治療の第3段階（回復期）と看護ケア
- 外出や外泊を通して薬を使用しないで生活するための環境を整えることや家族調整を図る。
- 退院後の生活を視野に入れ、自助グループの必要性を説明する。

[田中留伊]

幻覚薬・カフェインなどの薬物依存

1. 幻覚薬・カフェインなどの薬物依存と具体的症状

- 物質関連障害群とは、本来は生体内には存在しない物質（覚醒剤・危険ドラッグなど）が生体内に入り、脳に影響を及ぼすことによって生じる精神障害である。
- 物質関連障害群は2種類に分けられ、1つは物質を使用することがコントロールできず過度に使用する（物質依存）や違法に使用する（物質乱用）物質使用障害である。
- もう1つは、物質の直接の影響で生じる特異的な精神神経症状（物質中毒）や物質の使用を中断した場合に生じる（物質離脱）物質誘発性障害である。

2. 幻覚薬・カフェインなどの薬物依存の成り立ち

- すべての薬物は過剰に摂取すると、共通して脳の報酬系の直接的な活性化が生じる。その報酬系が行動の強化と記憶の生成に関与する。
- 薬物依存を性格や社会的背景の問題と捉えがちだが、脳内報酬系の異常という生物学的基盤がある。

3. 幻覚薬・カフェインなどの薬物依存の診断

- DSM-5による物質使用障害群の診断基準は、①制御障害、②社会的障害、③危険な使用、④薬理学的基準の4群11項目である。

4. 幻覚薬・カフェインなどの薬物依存の治療

- 薬物依存症は慢性疾患としての側面が強く、薬物をやめ続けることを維持していくことが重要である。
- しかし、薬物をやめようと決意しても、薬物依存形成のサイクルから抜け出ることが難しく、仮に抜け出せても薬物に依存していた環境に近づくことで、その決意が崩れやすい。
- 薬物依存症の治療目標は薬物使用によってもたらされた自分自身の問題に直面し、薬物中心の生活から脱却し、薬物に頼らないでも自己表現ができ、人間関係が持てるようになるまで、人間的成長を遂げ、薬物のない新しい生活習慣を身につけることである。

5. 幻覚薬・カフェインなどの薬物依存の看護

- 薬物依存症の入院治療は、薬物使用によって生じた急性の精神症状の治療を行う「離脱期」、薬物への欲求に対処しながら依存症の治療につなげていく「易刺激期」、依存症の治療を行う「安定期」がある。

1）治療の第1段階と看護ケア

- 幻覚や妄想などの精神病症状が主体であり、抗精神病薬による薬物療法が基本である。
- 違法薬物の使用があった場合でも、治療を優先して行うことを保証する。
- 意識レベルが低く身体損傷や精神運動興奮が現れる患者に対して隔離室に隔離する場合がある。
- 隔離となった場合、トラウマインフォームドケアを意識して看護を行う。
- 患者との間に信頼関係を築き、安心して治療を受けられることを保証する。

2）治療の第2段階と看護ケア

- 薬物の渇望で、些細なことに苛立ち、攻撃的な言動が目立ち、落ち着いて生活できなく時期である。
- 訴えがあった時は誠実で素早い対応を心がけ信頼関係を築いていく。
- 入院治療の場は正直な気持ちや今までの薬物使用について話をしてよい場ということを説明する。
- 集団生活における規則を守ることについて説明する。
- トラブル等に対処していると依存症治療が進まない可能性があることを説明する。
- すべての攻撃的な言動が薬物の渇望からくると判断するのではなく、アセスメントを正確に行う。
- 易刺激期の特徴を説明し理解を促す。
- 良い変化にはプラスのフィードバックを行う。

3）治療の第3段階（安定期）と看護ケア

- 精神的に落ち着いてくる時期のため、精神病の症状と乱用薬物の関連や易刺激期の様子を患者と共に振り返る。
- 積極的に治療プログラムへの参加を促す。
- 治療プログラムに参加さえすれば良いと考えたり、何もない時に不活動になっていないか観察する。
- 退院後の生活を視野に入れ、自助グループの必要性を説明し、可能であれば入院中から参加することを促す。
- 外出や外泊を通して幻覚薬等を使用しないで生活するための環境を整えることと家族調整を図る。

［田中留伊］

ゲーム障害

1. ゲーム障害の具体的症状と特徴

- インターネット（以下：ネット）やゲームの過剰使用により日常生活に支障を来しているにもかかわらず、自分の意志でやめること、利用時間をコントロールすることができない依存（嗜癖）である。

1) 行動の特徴

- ネットやゲームの使用をコントロールできず、他の何よりも優先する。
- ネットやゲームが原因で日常生活や個人、家族、社会、教育などの重要な機能に問題が生じているがそれらを続ける、またはエスカレートする。

2) 日常生活・社会生活への悪影響

- ・体力・筋力の低下、栄養障害、視力障害など
- ・昼夜逆転、睡眠障害、意欲低下、不安、いらいら
- ・物に当たる、家族への暴言・暴力
- ・課金等による浪費・借金、家族のお金を盗る
- ・成績低下、遅刻、欠席、不登校、ひきこもり

3) その他の合併する疾患

- 発達障害（注意欠如・多動症、自閉スペクトラム症、アスペルガー症候群など）の有病率が高い。その他、社交不安障害、強迫性障害、うつ病などがある。

2. ゲーム障害の診断・検査

- ICD-11 のゲーム障害の診断ガイドラインや、ゲームズテストがある。
- 心理検査の他、血液検査、骨密度、MRI、脳波、体力測定などを行う。

3. ゲーム障害の治療

- 軽度の場合は通院して生活習慣の改善を行う。
- 重度の場合は入院して一定期間（原則 2 か月）ネットやゲームから離れ、認知行動療法、生活技能訓練、疾患教育を行う。
- 薬物療法は発達障害やその他の精神疾患に対して行う。
- 治療の最終目標はネットやゲームをやめること、または使用時間をコントロールし、健康的な社会生活が送れることである。

4. 入院中の患者に対する看護

1) 入院初期（入院直後から1〜2週間）

①患者の特徴
- ネットやゲームができないことに対するいらいらや、疾患に対する否認、緊張、不安が強く、入院することに納得していないケースが多い。
- 昼夜逆転の生活による生活リズムの乱れが著明である。

②必要な看護
- 患者は中高生が中心で、発達障害を伴うケースが多いため、発達段階を踏まえた個別的な看護を行う。
- 他患との交流のきっかけ作りを行う。
- 気持ちや不安を表出できるよう受容的に関わり、安心して入院生活が継続できるよう援助する。
- 衝動的な離院のリスクが高いため細やかな観察を行う。

2) 入院中期（入院から1か月程度）

①患者の特徴
- 生活リズムが改善し、セルフケア能力の向上や疾患への理解や知識が深まる。
- 対人関係のトラブルや、環境や周囲への過剰適応でストレスがたまりやすい時期である。

②必要な看護
- 望ましい行動や対処はその場で具体的に褒め、自信や自己肯定感を高められるように援助する。
- 生活や行動に問題があれば、患者と共に実現可能な改善策を考える。
- 患者の行動や感情の良い変化をフィードバックして強化する。

3) 入院後期（退院直前）

①患者の特徴
- ネットやゲームが原因で現実の世界に支障が出ていたことを理解し、過去を振り返ることができる。
- 退院後のネットやゲームとの付き合い方や具体的な生活目標を挙げることができる。

②必要な看護
- 患者の中にある「変わりたい」という動機や気持ちを引き出し、支持的に関わる。
- 家族に対し、患者の様子や良い変化について伝え、家族の安心につなげられるよう配慮する。

[小山礼子・遠藤直子]

認知症とその原因となる主要な疾患

1. 認知症と具体的症状

● 認知の障害は軽度から重度までありかつ進行性で、患者は認知に障害が生じていることを自覚していない。

1) 中核症状

● ①記憶障害、②見当識障害、③失語、失行、失認、④実行（遂行）機能障害がある。

2) 周辺症状（BPSD）

● 中核症状に随伴して現れる精神症状や行動障害で①幻覚と妄想、②抑うつ、③感情の変化、④徘徊がある。

2. 認知症と心理社会的反応

● 認知症は一度獲得したものができなくなることで、患者自身の不安や戸惑いにつながることや、そのことを認知できない場合は比較的穏やかな気持ちでいる。

● しかしながら、中核症状により自分の家がわからなくなる、これまでできていた家事ができなくなるなど、家族が心配や苛立ちを感じて患者を責めることが、患者の怒り、混乱を招く。

● 新しいことの記憶が難しくなり人前に出ることを避けるようになり、生活範囲と対人関係が限られ社会的孤立につながる。

3. 認知症が生じる病態生理

● ①アルツハイマー病、②前頭側頭型認知症、③レビー小体型認知症、④血管性認知症がある。

4. 認知症の検査

● CT、MRI、脳波、SPECT と認知機能検査（改定長谷川式簡易知能スケール、MMSE、など）を行う。

5. 認知症の看護ケアとその根拠

1) 治療の第 1 段階の看護

● 入院時の説明を患者と家族に丁寧に説明する。

● 入院目的は、認知症の程度と症状、受け入れる家族や施設の条件によって異なるので、入院時に入院期間と目的を共有する。

● 患者は新しい環境に慣れることが難しいので、環境の変化により徘徊や暴言、暴力、易怒性、攻撃性などの周辺症状が悪化したり、せん妄を生じることがある。

● 患者が自分らしく穏やかに生活できるように自宅に近い環境を整える。

● 身体的な不調を言葉で表現できないことがあるので、食事・水分摂取量、排泄、顔色や皮膚状態（創傷の有

無、かさつきなど）、検査データ等と共に、いつもの生活との変化がないか観察する。

● 脱水、転倒、転落のリスクを予防する。

● 薬物療法の用量の変更により足元のふらつきや意識状態に影響がないか観察する。

2) 治療の第 2 段階の看護

● その人らしく入院生活ができるように、できることを行ってもらい、作業療法、レクリエーション、季節の行事への参加、軽い運動、回想法、女性に化粧療法などを取り入れる。

● 看護師は、楽しい時間を作る、自尊心を傷つけない、行動を制止しない、話しやすい雰囲気を作る、できないところを補う、行動制限を行わない、などの工夫をする。

3) 治療の第 3 段階の看護

● 退院に際して、家族の意向を聞き、担当の介護支援専門員等、患者を支える医療・福祉関係者と共に利用可能な医療・福祉サービスの情報提供を行い、患者に必要な支援を受けて患者が自分らしく生活できる環境調整をする。

● 退院前訪問、退院後のフォローアップを行う。

4) 家族支援

● 家族は、これまでできていたことができなくなる患者への苛立ちや怒りを感じる。一方で、そのように感じる自分自身に罪悪感が湧く。同時に、日常生活で様々な支援が必要で介護に疲れている。

● 家族は、自分の感情を語り、冷静な目で対応の仕方を習得することが必要である。認知症の疾患と症状、薬物療法とその影響、食事や排泄の援助の工夫、社会資源の情報について心理教育を行う。

● 同じ認知症患者の介護をしている家族同士で工夫していることや困っていることを話し合うピアサポートを紹介する。

［大西恵・川野雅資］

せん妄とその原因となる主要な疾患

- せん妄のアセスメントは、「状態」と「病因」のアセスメントの2段階を踏む。前者は、示している精神症状がせん妄によるものなのかを鑑別する（「意識障害」82頁参照）。後者は、せん妄の原因を丹念に探る。

1. せん妄の成り立ち

- せん妄は、高齢や認知症などの基本的な因子（準備因子）に、全身性の変調、および中枢神経系の病態が加わり（直接因子）、環境への不適応などの因子（誘発因子）が誘引になる。せん妄は、複合的な因子によって発症する。

1）準備因子

- 準備因子は、高齢、認知機能障害等の中枢神経系の脆弱性、脳の予備力の乏しさであり、「せん妄の発症のしやすさ」である。多いほどせん妄を発症しやすい。

2）直接因子

- 直接因子は、せん妄を起こす身体疾患や変調であり、治療により回避できる。逆にこの因子を見逃すと、生命に危険を及ぼしかねない。
- 直接因子は、①中枢神経系疾患、②中枢神経系以外の疾患等、③依存・乱用物質（離脱を含む）、④医薬品（離脱を含む）の4つである。
- ベンゾジアゼピン系の睡眠薬は、抗コリン作用によりせん妄を惹起させることがある。

3）誘発因子

- 誘発因子は、患者の感じる不快さ、生活リズムと生活機能の破綻に影響を与える環境すべてが該当し、せん妄の発症の契機となる。
- 疾患や治療による痛み、不自由さ、睡眠覚醒リズムの不調、排泄に関わる苦痛、口渇、過剰な感覚刺激や感覚遮断など、多岐にわたる欲求の不充足、ストレスが誘発因子になる。
- 身体の活動が制限されると、せん妄の危険度が3.2倍になる[1]。
- 特に高齢患者は、環境への適応力が低下しており、様々なことがストレスになる。

2. せん妄の看護

- せん妄の発症因子を評価し、その因子に重点的にケアする。

1) 準備因子の評価とケア

- 入院前から患者の準備因子を把握し、せん妄の発症しやすさを評価し、入院時にできるだけ住み慣れた環境や生活様式に合わせた療養環境を用意する。

2) せん妄の早期発見

- 早期発見のために、準備因子が1つでもある患者は、入院時に評価ツールを用いる。

3) 直接因子の評価とケア

- せん妄症状が現れたら、早期にせん妄の直接因子を同定して低減し、全身状態を改善する。
- 高齢者は、脱水、尿路感染症に注意する。
- ベンゾジアゼピン系睡眠薬は基本的に使用しない。

4) 誘発因子の評価とケア

- せん妄は因子が多様な分、多職種チームによる多因子介入を行う。予防効果があり、改善が早い。
- 睡眠覚醒リズムの改善は、食事や排泄などあらゆる生活機能を促進させる根本的なケアである。
- 視覚・聴覚を補って患者が状況を正しく認識できれば混乱が軽減する。言葉と視覚情報を組み合わせるなど、複数の感覚に働きかける。
- わかりやすい標示、時計やカレンダーの設置は、患者の見当識を整える。ただし、繰り返しの日時や場所の確認は、患者の自尊心を傷つけかねない。日常会話の中でさりげなく示して補う。
- せん妄患者の極めて不確かな世界に閉じ込められる苦痛な経験に対し、看護師は「危険行動」と捉えるのではなく、その声に耳を傾け、欲求や気がかりを共に満たし、安心の環境であり続ける。
- 身体拘束による不自由さは、この苦痛をいっそう助長させる。今可能なセルフケア能力を活かして、患者自身がコントロール感を持てるようにケアする。

[山内典子]

文献
1) 日本総合病院精神医学会せん妄指針改定班編：増補改訂せん妄の臨床指針．
第2版．pp25．星和書店．2015．

てんかん

1. てんかんと具体的症状

- 焦点てんかんは脳の一部が興奮して起こる発作で、意識のある発作が意識保持焦点発作で、意識障害を伴う発作が意識減損焦点発作である。
- 全般てんかんは、運動症状の有無に分かれる。運動症状がある場合は全般性強直間代発作（全身のけいれん発作で大発作ともいい1分以内が多い）、ミオクロニー発作（ピクンとした筋の収縮。急に持っていたものを落としたりする等）、欠神発作（突然動作が止まり反応がなくなる）、脱力発作（急に全身の力が抜ける）がある。
- てんかん発作が長期化することで幻覚、妄想等精神症状を伴うことがある。

2. てんかんの成り立ち

- 様々な原因で神経細胞が過剰に興奮して神経症状を反復して起こす。
- 原因不明のてんかんと器質性病変によるてんかん（胎児期、頭部外傷、脳血管障害等）がある。

3. てんかんと心理社会的反応

- てんかん発作を反復して起こすことで知的機能、情報処理機能等の認知機能障害が起こり、長期化に伴い、無力感、ひきこもり生活、性格変化として衝動行為、些細なことに固執する等の症状がある。

4. てんかんの診断・検査

- 脳波はてんかんの確定診断に役立つ。非誘発性（または反射性）発作が1回でもあり脳の器質性疾患がある場合は、てんかんと診断する。
- 低血糖、低カルシウム、心因性非てんかん性発作等にてんかんに似た症状があるので血液検査、脳波検査で鑑別を行う。解離性障害などの心因的な場合は、脳波異常を認めない。

5. てんかんの看護

1) 治療の第Ⅰ段階と看護ケア

①発作時の安全なケア

- 患者の周りに危険物がないか確認し、患者が呼吸しやすいように衣類を緩める。体を押さえつけ、名前を呼び揺さぶることは刺激になるので避ける。口の中に分泌物が誤飲しないように顔を横に向け、発作が収まるまで静かに寄り添う。

- 発作時、早期対処を望むよう緊急時カードを持参するよう指導する。

2) 治療の第2段階と看護ケア

①てんかん発作予防と治療継続に必要性な教育

- てんかん発作の予防として脳のダメージを最小限に抑えることが一番大切である。そのために患者、家族に内服、受診継続の必要性を定期的に指導する。
- 日常生活の中でストレスの緩和、睡眠や規則正しい生活の維持が予防につながる。
- 入浴中のてんかん発作による意識消失時の危険を予防できるよう浴槽のお湯を少な目にし、シャワーを勧める。
- 転倒、転落のリスクがあるので階段の使用を避ける。
- 調理中の意識消失は、包丁落下による大けがや火傷等の危険が高いので調理の工夫を検討する。
- 患者、家族に具体的な生活内容を聞き、安全に生活できるよう共に考える。

3) 治療の第3段階と看護ケア

①患者能力を維持するサポート

- てんかんを起こすのではないかとひきこもり生活になりやすいが、かえってストレスがたまり、発作を起こす恐れがある。発作の頻度によるが、医師に相談して、趣味やレジャーを取り入れる生活を心がけるように情報を提供する。
- いつ発作が起きるのか予測が困難なため、家族の心身のストレス、負担が多い。家族が相談できるように心がける。日本てんかん協会「波の会」（家族会）が支援活動で行っている。

②てんかんと運転免許

- 体調が良くない時、抗てんかん薬を飲み忘れた時、薬を減量、変更する時は、医師と相談し運転を控える。てんかんの患者であっても、過去に2年以内、発作がないことが条件（薬の服用の有無には関係ない）で普通運転免許収得が可能である。担当医の運転免許適正診断書を免許センターに提出し、最終的には公安委員会が判断する[1]。

[福田浩美]

文献
1) 久保田有一：増補改訂版 知っておきたい「てんかんの発作」．p84．アーク出版．2018.

神経発達症群①

自閉スペクトラム症／自閉症スペクトラム障害(ASD)

1. ASD と中核症状

- 自閉スペクトラム症／自閉症スペクトラム障害 (Autism Spectrum Disorder：ASD) は、幼小児期に発症する、社会的コミュニケーションの障害と限定された反復的な行動様式 (RRB) の中核症状を持つ神経発達障害の１つであり、日々の活動を制限・障害されることにより生活の困難さとして現れ、生涯にわたり援助・支援の必要がある。

1) ASD の中核症状の 2 つの分類

①社会的コミュニケーションと想像力の障害

- 対人的：視線が合わない、周囲に関心を示さない、不自然な会話、文脈間違い、クレーン動作等
- 想像力的：ごっこ遊びができない、他者の立場で物事を考えられない等

②限定された反復的な行動様式 (RRB)

- 単純な常同行動：手を叩く／ひらひらさせる等
- 反復的な物の使用：おもちゃを一列に並べる等
- 反復的発語：オウム返し、不自然な言葉の反復等
- 反復的な感覚的体験：特定の物をさわる／持つことを続ける、光る物／回る物をじっと見続ける等
- 日常のルーチン (こだわり・儀式的様式)：決まった順序で行動／移動する、同じ質問を繰り返す等
- 変化への抵抗：RRB が妨げられるとパニックになり、奇声をあげる、頭をぶつけることがある
- 触覚過敏／鈍感：口渇や空腹に対する敏感／鈍感

2. ASD の成り立ち

- 早期による脳の発達変容と脳機能の発達再編成の結果、中核症状が出現する。
- 遺伝疾患、精神疾患、遺伝変異、環境要因 (バルプロ酸の胎児曝露等) 等の要因があると言われている。
- 症状の現れ方が、中核症状の重症度、発達段階等により変化するためスペクトラムと表現する。

1) ASD と併存する疾患、障害や症状

- 遺伝疾患、てんかん、精神医学的状態 (ADHD 等)
- 知的能力障害：知的能力が平均的／高い人の場合でも、能力に偏りが生じていることが多い。
- 発達性協調運動障害：不器用さ等運動面に特徴的
- 限局性学習障害、聴覚情報処理障害 (APD)、回避・制限性食物摂食障害が併存することがある。

3．ASD と心理社会的反応

- 二次障害：うつや不安の状態を示すことから、不登校・ひきこもり・短い間隔での転職などが生じる。
- 中核・並存症状による学校等での達成度低下から自己効力感低下やいじめ等の被害が生じる。

4．ASD の診断・検査

- 中核症状による行動に基づいて診断する。
- 発達・心理検査：LDT-R、新型 K 式発達検査、田中ビネー知能検査 V、WISC-V 等
- 身体疾患の検査：アミノ酸代謝異常症・ウィリアムズ症候群等（ASD の症状を呈することがあるため）

5．ASD の看護

1）治療の第一段階と看護ケア

- 本人の言い分を傾聴する（サイン・絵を用いる）。
- 症状等の本人の特徴・生活の困難さを把握する。
- 触覚が鈍感な場合、骨折や虫垂炎など疼痛が主症状となる疾患を早期発見する。
- 障害受容のケアを本人と家族に実施する。

2）治療の第二段階と看護ケア

- 治療教育（療育）を早期に導入する。
- 本人に合う環境（音、視覚指示等）を整える。
- 生活の困り事に合わせ、心理教育的に個別に工夫する（応用行動分析、TEACCH、SST、認知行動療法等）。
- 薬物療法時は、血中濃度を確認し、中毒・依存状態を予防する。幼小児期は、安易に薬を勧めない。

3）治療の第三段階（回復期）と看護ケア

- 苦手克服や社会適応を中心とするのではなく、得意なことが社会活動につながる援助・支援をする。
- 幼小児期は、療育を継続し成長発達支援が行えるように、必要関係職種・機関と連携を図る。
- 療育が継続できるように家族教育を実施する。

[土谷朋子]

注意欠如・多動症／注意欠如・多動障害（ADHD）

1. ADHD と基本的症状

- 注意欠如・多動症／注意欠如・多動障害（Attention Deficit ／ Hyperactivity Disorder：ADHD）は、幼小児期に発症する不注意と多動性および衝動性またはそのいずれかが持続する神経発達障害の1つであり、複数の状況で症状が現れ、成人まで持続するため社会的、学業・職業的な問題への支援が必要である。

1）ADHD の基本的症状の2つの分類

①不注意

- 課題を続けられない、集中が続かない、作業が不正確、好きなことしかしない。
- 話を聞いていないように見える、指示に従わない、注意がそれる。
- 見通しが立たない、重要な物を忘れる／失くす、持ち物の整理が難しい。

②多動性および衝動性

- 落ち着かない、ソワソワする、トントン叩く。
- 不適切な状況で走り回る／高い所に登る。
- 順番やルールを守れない、他人を妨害する、話し過ぎる、すぐに報酬／満足を欲し先延ばしできない。

2. ADHD の成り立ち

- 早期による大脳前頭前野の機能調節が不十分あるいは偏りがある説や、ドーパミン等の神経伝達物質が不足していることによる情報伝達不足の説がある。
- 遺伝要因があるため生育歴・家族歴の聴取が必要。

1）併存する疾患、障害や症状

- 自閉症スペクトラム障害（ASD）、チック障害
- 限局性学習障害、聴覚情報処理障害（APD）、発達性協調運動障害等
- 反抗挑戦障害、反社会性パーソナリティー障害、物質使用障害等

3. ADHD と心理社会的反応

- 二次障害：基本的・並存症状により、叱られることが多くなるため、自尊感情が低下し、うつや不安の状態を示したり、非行に走ることがある。

4. ADHD の診断・検査

- 基本的症状による行動に基づいて診断する。
- 発達・心理検査：LDT-R、新型 K 式発達検査、田中ビネー知能検査 V、WISC-V 等

5. ADHD の看護
1）治療の第一段階と看護ケア
- 本人の言い分を傾聴する。
- 症状等の本人の特徴・生活の困難さを把握する。
- 障害受容のケアを本人と家族に実施する。
2）治療の第二段階と看護ケア
- 環境調整を行う。
- 教室内では注意がそれにくい席（一番前の教師に近い席）にする。
- 行動療法的な関わり（トークン／ポイント制度等）を導入し、褒められることを増やすことで適切な行動につなげる。
- できたことを即時に褒め、不適切な行動の際は、冷静にトークンやポイントを減らす。
- 薬物療法時は、血中濃度を確認し、中毒・依存状態を予防し、副作用には対症療法を実施する。幼小児期は、安易に薬を勧めない。
・メチルフェニデート徐放錠（コンサータ）：中枢神経刺激薬のため依存や耐性に注意する。
・アトモキセチン（ストラテラ）：依存性や耐性はないと言われているが、作用に数週間かかる。
・グアンファシン塩酸塩徐放錠（インチュニブ）：多動や衝動性に効果がある。グレープフルーツなど作用副作用に影響するものの摂取に注意する。
3）治療の第三段階（回復期）と看護ケア
- 得意なことが社会活動に繋がる援助・支援を行う。
- 幼小児期は、必要関係職種・機関と連携を図り、療育を継続し成長発達支援を行う。
- 療育が継続できるように家族教育を実施する。

［土谷朋子］

知的能力障害（知的発達症／知的発達障害）

1. 知的能力障害とは

- DSM-5における知的能力障害（知的発達症）とは、概念的、社会的および実用的な領域における知的機能と適応機能両面の欠陥を含む障害で、以下の基準を含む。

①臨床的評価および個別化、標準化した知能検査で確かめられる、論理的思考、問題解決、計画、抽象的思考、判断、学校での学習および経験からの学習など、知的機能の欠陥。

②個人の自立や社会的責任において発達的および社会文化的な水準を満たすことができなくなる適応機能の欠陥。

③知的および適応の欠陥が発達期に発症する。

- 上記の診断基準と、学校や社会で生きていくための言葉を状況に応じて適切に使い、相手との言葉のやり取りを理解し、感情をコントロールできるか、適切に金銭管理ができるか、など社会的、実用的に必要な力があるかを参考に診断する。

- 診断には、養育者からの情報提供が重要であるが、情報提供者に知的能力障害がある、本人のことを十分理解していない、養育者に認めたくない気持ちがある、などの場合に面談に拒否的であることもあるので、家族背景を含めて診断する。

2. 知的能力障害の分類

- 知的能力障害は、ICD-10における知能検査で測定する知能指数（Intelligence Quotient：IQ）によってIQ 69以下を知的能力障害とし、軽度（IQ 50～69）、中等度（IQ 35～49）、重度（IQ 20～34）、

軽度 IQ 50-69	日常的には1人で身辺のことができ、自立は可能だが、人にだまされやすい、危険に気づきにくい、人に操作されて犯罪に関与する、という可能性がある。普通学級で教育を受けることがある。
中等度 IQ 35-49	食事や衣服の危害など基本的な日常生活は繰り返しの訓練などで可能かもしれないが、援助が必要である。教育は、特別支援学級で受けることが多い。
重度 IQ 20-34	他人との意思の疎通、環境への適応がかなり困難で、常に見守りが必要である。
最重度 IQ 20未満	多くは身体的な障害を合併しており、身体的にも、安全を守るためにも常時援助が必要である。

最重度（IQ 20 未満）に分類している。その状態を表
で示す。

3. 知的能力障害と看護

●知的能力障害は疾病ではないので治療の対象ではない
が、看護師は以下のような対応をする。

①医師が説明する際、本人と家族が説明内容を理解する
ためのサポートをする。

②併存する身体疾患がある場合の治療の援助や健康管理
の支援をする。

③教育や福祉に関する制度、利用できる社会資源に関す
る情報提供へのサポートをする。

●知的能力障害が軽度の場合は就学してから気づくこと
がある。

●就学前、学童期では行動療法をベースとした心理教育
を行う。

●早期から療育や特別支援教育を受けることで、本人の
生活の質の向上につながる。

●児童期では、周囲の者は本人の学習に注意が向きやす
いが、本人の自立や生活を楽しむ側面が重要である。

●知的に遅れているため、消極的、無気力、投げやりな
どの情緒的に二次的な問題を持つことがあることに留
意する。

●家族に、関わり方の指導をすると共に、精神的なサポー
トを行う。

[安藤満代]

大人の ADHD

1. 大人の ADHD が生じる背景と具体的症状

- 大人の ADHD は、大人になってから生じるものではなく、その症状のいくつかは 12 歳になる前に現れる。子ども時代には軽度から中程度であった ADHD が、大人になって大きく顕在化する。
- 大人になって課題や役割遂行に必要な課題達成や時間管理の困難、書類を読むことや書類を完成することの注意力と集中力の欠如が顕在化する。
- 多動は、自分でも落ち着かない感情を意識し、注意力散漫、細部へ注意を向けることへの困難、衝動性および忍耐強さの欠如、力仕事のような活動的な職業を選び、同時に複数の仕事をする。
- 衝動性は、他者の会話の間に割って入る、衝動的あるいは頻回の職業変更、他者が忙しい時にマイペースで妨害する。
- 低いフラストレーション耐性がいらいら、怒りっぽさ、そして関係を中断することにつながる。
- 一度衝動性が生じると、たやすく治まらない。それに比べて、不注意はしばしば修正が効く。

2. 大人の ADHD の成り立ち

- 大人になると社会的な状況や環境が個々に異なるので、不適応の内容が個別的になり、状態像が多様化する。
- 青年期には、元来間違ったことが嫌い、関心があることに集中する、知識が豊かで純粋、正義感が強いなどの良い面が現れている。
- 成人期になると家庭や職場での責任が重くなり、役割が増え、対人関係や場にそぐわないなどの課題が顕著になり、家庭や職場での不適応が現れる。

3. 大人の ADHD の心理社会的反応

- 自尊心が高いが劣等感がある。
- 元来、正論を持ち、道徳観があり、背信行為は好まない。自分の考えに確信があるので、職場・家庭・学校・友人との間で独善的になる。
- 一方で、方向感覚が悪いなどの不得意があり、得意・不得意の自分に、自信にあふれる時と落ち込む時が起こり、その落差が大きい。

4. 大人の ADHD の診断・検査

- 大人の ADHD の診断は、客観的な医学的あるいは神

経生理学的検査が確立されていない。

- これまでの経歴、経過を注意深く聴き、本人の話しと家族や友人、職場の人たちからの情報を集約して行動特性、優れている点や不足部分を評価する。
- 神経生理学的検査は、脳波、事象関連電位、脳の画像検査、機能画像検査、神経心理学的検査は、ウイスコンシン・カードソーティングテストや注意機能検査がある。

5. 大人の ADHD の治療

1) 薬物療法

- 中枢神経刺激薬（除放性 MPH）、非中枢神経刺激薬（ATM）が有効である。

2) 心理療法

- ①認知行動療法、②サイコエデュケーション、③アンガーマネジメント、④行動療法

6. 大人の ADHD の看護

- ADHD のために日常生活で困難な状況に陥る課題に対処する、生活技能訓練のコーチングを行う。
- 患者は、これまで自分なりの工夫をして、問題に対処してきた対処方法を見出し、特定して、患者が身に付けている効果的な方法を支持し、継続して活用するように支援する。
- 患者の持っている力のある部分を褒めて、自尊心を高める。
- 患者が生活しやすくなるために、周りに手助けになる人や資源がないかを患者と一緒に探す。

7. 大人の ADHD の家族の看護

- 家族は、患者が ADHD と診断されていない時には、患者の身勝手な言動に疲れ果てていたり、怒りを覚えている。
- 誰にも言えない家族の患者に対する不満を安心して表現してもらい、受け止める。
- 機が熟したら家族に心理教育を実施する。
- 家族が取ってきた患者に対する対応の工夫を支持し、努力を肯定的に評価する。

[川野雅資]

精神疾患と身体合併症

1. 精神疾患によって生じる身体合併症

- 精神疾患患者の身体的な健康問題が増加している。精神疾患患者の身体合併症には、骨折・外傷、肝障害、栄養状態、向精神薬によるもの（麻痺性イレウス・水中毒・悪性症候群）、メタボリック症候群、循環器系疾患、皮膚疾患（白癬、乾癬）や歯科疾患（齲歯、歯槽膿漏）などがある。
- 患者の高齢化に伴い終末期医療（身体管理）の課題がある。
- 精神疾患患者において、あらゆる身体疾患を合併した状態も身体合併症である。

1) 骨折・外傷

- 自殺企図の飛び降りによる骨折、自傷行為の切る・刺すなどの外傷がある。

2) 肝障害

- アルコール使用障害では、長期間および過度の飲酒により脂肪肝、アルコール肝炎、肝硬変が生じる。

3) 低栄養状態

- 摂食障害による低栄養状態がある。

4) 向精神薬によるもの

①麻痺性イレウス

- 薬物の副作用（抗コリン作用）による腸蠕動運動の抑制および身体活動の低下から生じる。重篤の場合は、腸管壊死による腹膜炎を併発する。

②水中毒

- 抗精神病薬の副作用（口渇）として、大量の飲水があり1日で体重が何kg以上も増加する。血液が薄まり、低ナトリウム血症となる。血清ナトリウム値が115mEq/L以下になるとけいれんが生じる。130頁参照。

③悪性症候群

- 抗精神病薬の初期開始時や増量時などに発症する。筋肉の硬直、高熱、発汗、頻脈を伴い、腎不全や心不全、呼吸不全などで死亡することがある。クレアチンキナーゼ（CK）が上昇する。

5) メタボリック症候群（内臓脂肪症候群）

- 精神疾患患者は若年者にも肥満傾向が強く、比較的早い時期から肥満、高血糖、高血圧のリスクが増大する。生活習慣の問題だけではなく、非定型抗精神病薬の影

響により、体重や血糖値が増加する（高血糖）。食欲
の亢進から肥満となる。

6）循環器疾患
- メタボリック症候群を背景に、高血圧、虚血性心疾患
  等に罹患するリスクが高い。
- また、隔離・身体拘束による肺血栓塞栓症（深部静脈
  血栓症）がある。

7）皮膚疾患・歯科疾患
- 保清（皮膚・口腔）のセルフケアに課題がある。保清
  方法によっては、皮膚疾患や歯科疾患が生じる。また、
  糖尿病のコントロールが不良の場合、皮膚トラブルが
  生じる。

8）精神症状・行動によるもの
- 昏迷状態で生じた褥瘡、認知症患者の徘徊中の熱中症
  などがある。

9）高齢化に伴う終末期医療
- 患者の高齢化に伴い、終末期を病院で迎えることがあ
  る。身体や認知機能低下から寝たきりになり、肺炎な
  どの呼吸器系の合併症が生じる。時には、悪性腫瘍を
  合併する。

2．身体管理に関するケアの課題
- 予防・発見の遅延、患者の協力度の低下、重症化の移
  行などがあり、早期発見・治療が容易ではない。

3．身体合併症の管理に重点を置くリスク
- 精神疾患患者のケアを身体管理に重点を置くことから
  起因する非トラウマインフォームドケアに留意する。
  例えば、身体疾患の治療に伴う制限などがトラウマ体
  験となる。

[境美砂子・千英樹]

身体疾患による精神症状の評価と対応

1. 精神症状に変化を及ぼす身体疾患

　1) 器質性精神障害

- 認知症、パーキンソン病、多発性硬化症、脳実質の脳腫瘍、頭部外傷、脳炎などがある。
- 意識障害や幻覚症、情動障害、記憶障害などの知的機能障害、パーソナリティ（人格）の変化などの共通した症状が現れる。
- 脳の損傷部分により特有な精神症状が見られる。

　2) 症状性精神障害

- 内分泌疾患・代謝障害・膠原病・医原性精神病（術後せん妄・薬剤性など）がある。
- 錯誤・思考の散乱・暗算の失敗・感情と意欲面の変化、急性期にはせん妄、アメンチア、幻覚などの意識障害が出現する。
- 身体疾患の経過と並行して発現し、精神症状の重症度により遷延化することがある。
- 器質性精神障害・症状性精神障害の区別が困難なことがあり、原因疾患を治療・看護し、その影響を軽減する。

　3) 中毒性精神疾患

- アルコール、シンナー、一酸化炭素・水銀・硫化水素・シアン化物・鉛・農薬、除草剤などが原因となる。
- 精神症状は、物質の量や時間の経過により異なり、中枢神経系に影響があるほど回復が不良である。

2. 身体疾患による精神症状の鑑別のポイント

- 身体疾患の影響による精神症状は、幻視や幻嗅に特徴がある。
- 身体疾患による行動変容は少ない。

3. トラウマインフォームドケアの視点から

- 患者の訴えを「いつものこと」などと捉える非トラウマインフォームドケアの対処をしない。
- 精神症状とセルフケア、ADL の関連性とその変化を丁寧に評価する。

[千英樹・境美砂子]

対応困難

1. 対応困難とは

● 支援者は、「攻撃する患者」「拒否する患者」「振り回す患者」[1]「命を絶とうとする患者」「許可を得ず退院する患者」などを「対応困難な患者である」と感じる。海外では、「難しい患者」（difficult patient）[1] と表現することがある。

● 患者の言動をどう理解し、どう対応すればいいのか、支援者は困惑し戸惑う。そうした負の感情は、支援者が抱く拒否感情や苦手意識が背景にある。

2. アセスメントを全人的に見直す

● ケアの進展がない場合、全人的な視点から再アセスメントする。その患者の成育歴やこれまでの対人関係のあり方（治療環境を含む）について丁寧にたどり情報を整理し、その患者が長年受けてきた体験の理解に努める。

● 全人的アセスメントとは、本人の病状や症状、成育歴や治療歴、家族関係など、これらすべての体験を含む。それは、セルフケアという枠組み（観点）から患者をアセスメントすることである。

3. 対象の背景を理解してケア内容を捉え直す

● 臨床で出会うすべての患者は、本来的にすべて「対応は難しい（困難な）」ものである、という視点に立つ。なぜならそれぞれの患者の背景は多様かつ複合的なものだからである。

● 支援者の不適切な関わりは対応困難な反応を引き起こしかねず、ケアの悪循環を招く。「対応困難」となる要因として、長年にわたる支援者側の非トラウマインフォームドケアがある。

4. スタッフ相互の慰労を

● 「対応困難」とされる患者に向き合う際、「無力感」「怒り」「罪悪感」[1]などを抱く。この疲弊に対してスタッフ相互で慰労し合い、看護を再建する原動力とする。

[田邉友也]

文献
1) 武井麻子ら：系統看護学講座　精神看護の展開　精神看護学②．6版．p405．医学書院．2021.

詐病

1. 詐病とは

- 詐病と作為症を分けて考える。
- 詐病は、賠償問題などを背景に何らかの経済的利益を得るために意図的病状を装うものである。
- 作為症／虚偽性障害（DSM-5）は、明らかな経済的利益を得るものではない精神病理的な問題が背景にある。
- 詐病は、精神障害と身体疾患の両方がある。賠償問題が背景にある場合は、身体障害・愁訴が多い。
- 作為症は、明らかな利得がない状況において、心身の症状を故意に捏造する障害という点で詐病との違いがある（自己瀉血や人体の血管内へ異物を注入するなど）。作為症のうち「自らに負わせる作為」をミュンヒハウゼン症候群、「他者に負わせる作為」を代理ミュンヒハウゼン症候群という。

2. 「真実か嘘」ではなく

- 詐病の疑いのある患者に対して「真実か嘘」を突き止めない。そうした態度は患者の孤独感を深め、不信感を強め怒りを誘発し、状況の悪化につながる。
- 訴える身体症状に対して、検査結果などの客観的な指標では異常が認められない場合は、客観的な指標が正常であるということを患者と共有する。
- 「苦しくてつらい」という患者の訴えそのものは事実として受け入れ否定しない。抱えているつらさを受け止める。
- 症状が強調されるようになってきた経緯を慎重に考慮する。その背景をみると療育環境や社会関係における人間不信などを重ねて体験していることがある。過度な認知の偏りや、ストレスコーピング獲得の内容を考慮する。
- 支援者に賠償問題を要求することがあるが、客観的事実を丁寧に伝える。
- 支援者の陰性感情の強まり（逆転移）に留意する。

[田邉友也]

死別反応・悲嘆

1. 悲嘆とは
- 悲嘆（グリーフ、Grief）は、愛情、価値、依存の対象を失うことによって起こる一連の心理過程で経験する激しい悲しみ、落胆や絶望感といった情緒的苦しみである。

2. 悲嘆反応とは
- 一般に死別した際には悲嘆反応が現れる。
- 通常の悲嘆は、感情反応（悲しみ、不安、落胆など）、認知的反応（故人の現存感、自己非難など）、行動的反応（緊張、過活動、泣くなど）、生理的・身体的反応（食欲不振、睡眠障害、消耗など）が現れる。これらは正常な悲嘆である。
- 複雑性悲嘆は、6か月を経ても強く症状が継続し、個人への強い思慕にとらわれ、苦痛を伴う。

3. 悲嘆反応へのケア
- 悲嘆に対する反応は異なるが、常にトラウマインフォームドケアを意識してケアをする。
①否認：当初は支え、次第に自覚を促すように支援する。
②うつ状態：簡単な問題解決から始め、受容の方向へ向かわせる。
③怒り：エネルギーの解放をする。泣きたいだけ泣いてもらう。
④孤立感：遺族たちの情動を探索できる機会を設ける。
⑤罪の意識：泣くに任せる。より率直に感情を表現できるように促す。
⑥恐怖：感情を認識するように関わり、遺族に適した対処法を探索する。
⑦拒絶：情動の緊張を軽減するために、拒絶の感情を言語化してもらう。

4. グリーフケアとしてのサポート
- 情緒的サポート、道具的サポート、情報的サポート、治療的介入を行う。

5. 看護師へのグリーフケア
- 看護師が遺族のためのサポートグループに参加することで癒やされることもグリーフケアになる。

［守村洋］

自殺とポストベンション

1. 日本の自殺の現状
- 近年の自殺者数は、2万人台前半で推移している。
- 自殺は追い詰められた末の死である。個人の問題ではなく、社会的な問題であることを認識する。

2. 自殺のポストベンション
- 大切な人を自死（自殺）で亡くした者（主に家族）を自死遺族という。
- 自殺の同義語に自死がある。一般的には「自殺」という表現が用いるが、丁寧な使い分けをし、当事者と関わる際には「自死」を用いる。

3. 自死遺族へのケア

1）自死遺族の状況
- 自死遺族は、親しい人を亡くした悲しみに加え、自責の念、罪悪感、他罰感、疑問、怒り、羞恥など様々な感情が生じ苦しんでいる。長期間続くと複雑性悲嘆の状態になり、うつ病を発症することがある。

2）自死遺族への関わり
- 自死遺族自身が自殺の高リスク者である。後追い自殺を予防するために、まず自殺のリスクアセスメントを実施する。医療的な処置が必要な場合があることから、身体状態（食事・睡眠など）と精神状態の両面から観察を行う。
- 自死遺族は誰にも話せずに孤独であることが多い。関わりの基本は傾聴である。声をかけ、安心して思いや感情が表出できるようにサポートする。
- 自死遺族は、話したいが話したくないという両方の気持ちを持っており、話せるようになるまでに時間を要すことがある。
- 関わる際は、関係性の構築を意識し、断られた場合も諦めずに繰り返し声をかけ、いつでも支える姿勢を示す。

3）自死遺族のサポート
- 自死遺族の当事者グループが各都道府県にあり、回復の手助けとなるため、情報提供を行う。

［櫻井信人］

ライフサイクルと精神ケア

1. エリクソンによる8つの発達段階

● エリクソン（Erikson EH）は、ライフサイクルを心理社会的発達の観点から8つの「発達段階」に分け、各時期の「発達課題」と「心理的危機」を明らかにした[1]。各時期を乗り越えられるように支援する。

1) 乳児期（出生〜1歳）：基本的信頼 vs 不信

● 主たる養育者と関係を通じて自分以外の人間や社会が信じることができ、自分の価値を感じる基本的信頼を獲得する。人格の基礎となる要素である。

2) 幼児前期（1〜3歳）：自律性 vs 恥・疑惑

● 身体発達に伴い、言語、歩行、排泄など、衝動や要求を自律的にコントロールしながら外に働きかける能力を獲得する。主な対人関係は両親である。

3) 幼児後期（3〜6歳）：自発性 vs 罪悪感

● 行動範囲が広がり同年代の子どもとも付き合うようになる。好奇心や男女の区別の意識がでてくる。

4) 児童期（6〜12歳）：勤勉性 vs 劣等感

● 学童期に当たり、知識を学び課題を達成することに喜びやプライドを感じるようになる。

5) 青年期（12〜20歳）：同一性確立 vs 混乱

● 第二次性徴の発現で思春期が始まり、自分は何者であるかという自我同一性（アイデンティティ）の確立が課題である。

6) 成人前期（20〜40歳）：親密性 vs 孤立

● 異性との付き合いや家族を作ることを通じて、真の親密性を獲得することが課題となる。

7) 成人後期（40歳〜65歳）：生殖性 vs 停滞

● 家族を作り、子を育て、仕事等でも次の世代への関心を持ち、愛他的な貢献をすることが課題である。

8) 老年期（65歳以降）：統合 vs 絶望・嫌悪

● 健康や人間関係の喪失の中で、人生の良い部分も悪い部分も受け入れ統合することが課題である。

［濱田由紀］

文献
1) E.H. エリクソンら著，村瀬孝雄ら訳：ライフサイクルその完結．pp149-165，みすず書房，2001.

虐待

1. 虐待の特徴と種類

- 虐待（abuse, maltreatment）とは、児童（子ども）、高齢者、障害者など主に社会的弱者に対する、心身に悪影響を及ぼす言動や養護の放棄である。
- 虐待の種類は、身体的虐待、ネグレクト（放棄）、心理的虐待、性的虐待の4つで、各々が重複していることがある。

2. 児童虐待の現状と課題

- 児童相談所における虐待相談対応件数は毎年増加し、2021年度は20万件を超えた。
- 虐待により多大なトラウマを経験した児童は、複雑な精神的問題が指摘されている。
- 親元で暮らせない就学前後の児童を、児童養護施設から欧州なみに里親委託することが我が国の課題である。

3. 社会的擁護を要する被虐待児の特徴

- 児童養護施設での虐待被害児の養育困難な事柄は、①コミュニケーション、②ストレス対処、③年齢相応の学力、④家族としてのルール、⑤基本的生活習慣の獲得等が多く[1]、トラウマ経験やその影響を配慮した支援が重要である。

4. 被虐待児への看護支援

- 看護師による相談支援ニーズは、児童の身体や健康状態・病気、児童の精神的な問題等が多いが、児童養護施設に働く看護師は0.6人と不足している[1]。
- 看護師の役割は、慢性疾患児童への医療的ケア対応と、医療的ケア技術に関する福祉職への助言である[2]。
- 重要課題は、虐待被害児等の情緒問題への対応、退所し自立するための健康教育等であり、今後福祉職との協働のもとで果たす役割がある[2]。
- トラウマインフォームドケアを他職種と連携して実施することが必要である。

[北島謙吾]

文献
1) 北島謙吾，永江誠治，花田裕子ら：実親と暮らせない虐待被害児の養育上の課題および看護支援に関する研究－児童養護施設・ファミリーホーム・里親の全国調査，京都府立医科大学看護紀要 30：pp29-34，2020．
2) 木村智一，塩飽仁：児童養護施設に勤務する看護師に求められる役割，季刊「児童養護」45 (1)，pp38-41，2014

女性精神医学
―妊娠・周産期・月経関連

1. 妊娠・周産期における精神的不調

● 妊娠期は内分泌学的・身体的変化に加え、出産や育児という未知の体験への不安やアイデンティティの変化等のストレスがある。

● 精神疾患を有する女性が妊娠を希望する際には、精神科医と産科医が連携をとり、妊娠、出産、育児の計画を患者と十分に話し合う。国立成育医療研究センター「妊娠と薬情報センター」のサイト等に、内服薬物の児への影響に関する情報がある。

● 産後はエストロゲンが減少し、出産による体力消耗、授乳や育児による睡眠不足や疲労、育児への不安等で、精神的に不安定な状態になりやすい。

● 産後3～5日をピークに10日位まで現れる一過性の情動障害、いわゆるマタニティブルーズは、涙もろさ、不安感、疲労感、当惑、頭痛、不眠等の症状が特徴である。産後うつ、子どもの虐待等、深刻な事態につながらないよう精神的不調を早期発見する。

2. 月経と精神的不調

● 月経困難症は月経期間中に起こる症状で、下腹痛、腹痛、腹部膨満感、頭痛、吐気、疲労・脱力感、食欲不振、いらいら、下痢などの症状がある。

● 月経前症候群（premenstrual syndrome：PMS）は、月経前3～10日の黄体期に生じる症状で、乳房痛、腹痛、頭痛などの身体症状と、抑うつ、怒り、いらいら、不安感などの精神症状がある。

● DSM-5では、PMSのうち精神症状を中心とする重症型を月経前不快気分障害（PMDD）とし、抑うつ障害群の1つに診断基準を示している。

● PMSの治療では、患者教育、症状の記録、基本的生活習慣の改善などが行われる。薬物療法には、ホルモン療法、向精神薬、漢方薬、対症療法がある[1]。

[濱田由紀]

文献
1) 日本女性心身医学会：最新女性心身医学. pp167-168. ぱーそん書房. 2014.

外国人患者への配慮と対応

1. 外国人患者を受け入れる時の課題
- 外国人受診に伴う主な課題が3つある。
- ①言葉の問題：外国人受け入れに関する準備は必要不可欠である。
- ②文化の問題：出身国、宗教や生活習慣などの違いが多く、価値観の相違を意識する。
- ③金銭の問題：不法滞在者、もしくは在留カードを持っていても所持金がないケースなどがある。

2. 外来受診
- 直接来院した場合、パスポート・身分証明書を提示してもらう。さらに他の医療機関からの紹介状の有無の確認を行う。また、「来院目的の確認表」「出身国・対応可能言語・照会票」「簡易症状確認表」など英語をはじめアジア圏の言語で作成された質問票を準備する。
- 初診の場合は診察時間が長くなることから、英語が可能な場合は英語での診療が可能な医師を調整する。
- 言語に問題を抱え、かつ家族や支援者も不在の場合は、患者の母国語通訳サービスを調整する。

4. 入院の場合
- 入院形態、同意者の確認をする。入院病棟へ国籍、言語、宗教上の配慮、食事など得た情報を申し送る。
- 入院治療に関する書類、行動制限に関する書類など、わかりにくい種類が多く、少なくとも英文のものを準備する。

5. 外国人患者への看護ケア
- 異国で病気や怪我をしたことに不安を感じている。さらに言葉や文化、宗教等の違いから認識の齟齬が生じやすい。主体的に理解しようという姿勢を持ち、日本人と同様の医療サービスを受けることができるよう配慮する。
- 人は生まれ育った地域社会の文化に影響されており、考えや文化を容易に変えることはできないことを前提にケアを行う。

[北野進]

性別違和のある人の入院

1. 性別違和の理解
- ICD-11で新たに追加された章「第17章 性の健康に関する状態（condition）」に、性別不合（gender incongruence）と名称変更され、精神疾患でも身体疾患でもないと分類された。

2. 精神科外来診療
- 性別違和と精神疾患の関連性はあるかもしれないが、受診目的は精神疾患であることを意識する。
- 外来において検査を行う際、採尿は検査室内のオールジェンダートイレ、放射線科のオールジェンダー更衣室の整備と使用に配慮する。
- 見た目の性別と違うフルネームを呼ばれ、待合室で好奇の視線を向けられることにストレスを感じる人もいるため、呼び出し方法の改善や工夫をする。
- ホルモン療法や性別適合手術を行っている人もいるため、関連知識を身に付けておく。

3. 精神科入院診療
- 入院する際の環境的配慮（病室、トイレ、浴室等）について、主治医や受持ち看護師と本人が話し合い、事前に調整する。
- 診療記録等における性別、性経験等の情報に関する記録記載基準を整備する。
- 本人の意思が確認できない場合、パートナーが代理意思決定を行う場合などの法的な取り扱いの整備を行う。
- 入院中の個人情報管理を徹底する。自らカミングアウトしていないのにスタッフの個人情報管理不十分で本人の同意なしに、その人のセクシュアリティが漏洩するようなことを起こさない。

4. 性別違和のある人の看護ケア
- 性別違和を理解した上で、精神疾患による生きづらさに焦点を当て、患者が安心して安全だと感じてもらえる看護ケアを患者と一緒に行う。

[北野進]

退院先

1. 基本的な考え方

- 我が国の地域精神保健医療は、「精神保健医療福祉の改革ビジョン」（2004年9月）において、「入院医療中心から地域生活中心」の理念を明確にし、様々な施策を行ってきた。

2. 退院後の行先

- 精神病床から退院する患者の退院先は、総数としては家庭が最も多く、次いで他の病院・診療所に入院（転院）である。
- しかしながら、1年以上入院していた人の退院先は、他の病院・診療所に入院（転院）が最も高い割合を占めている。

3. 人の噂も七十五日

- 「人の噂も七十五日」と言われるように、世間の人の関心は長く続くものではない。
- 精神病床に入院し、いったん世間（地域）から離れると、容易にその人の存在は忘れ去られてしまう。
- 家庭においても同様であり、最初はその人がいないことに違和感を感じていても、いない生活が長期化することで、それが当たり前の生活に変わっていく。
- 長期間の入院は、退院を困難にする要因を高めることにつながるため、できるだけ早期に、可能であれば入院時から、退院を見据えた関わりを行う。

4. 退院後の行先である家庭がトラウマにならないために

- 本人および家族にとって、退院後の行先は、住み慣れた地域における家庭であることが望ましい。
- 家族員が、「病気の症状だと理解する」「次を要求することが重荷になる」「当たり前にできていたことができなくなる」を理解しておかないと、本人と家族との認識のずれが生じ、安心できるはずの家庭がトラウマとなる場合がありうる。
- 看護師は、本人はもちろんのこと、家族も含めた援助や心理教育を行う。

[守村洋]

災害とメンタルヘルス

1. 災害の定義
● 災害とは、暴風、豪雨、豪雪、洪水、高潮、地震、津波、噴火、大規模な火事、爆発により生ずる被害をいう。

2. 災害の社会的影響と健康被害
● 災害には、人的被害と生活インフラ（ライフライン）の被害がある。
● 主な健康被害として、①ストレス性身体異常、②静脈血栓塞栓症、③自死、④過労死、⑤事故死、⑥呼吸器系障害、⑦感染症、⑧慢性疾患の悪化、がある。

3. 被災による生活障害と精神症状
● 生活障害として、①心理的負担、②財産の喪失、③家族、知人の喪失、④生活の変化、⑤生活への不安、⑥心身の機能低下（生活不活発病）、などががある。
● 精神症状として、①急性ストレス障害（ASD）②、外傷後ストレス障害（PTSD）、③うつ病、④不安障害、⑤子どもに現れる反応（頭痛・腹痛・身体各部の痛み、気持ちの落ちこみ、退行現象）、などがある。

4. メンタルヘルスケア（1次予防〜3次予防）
● 1次予防は、①避難訓練、②啓蒙活動、③医薬品備蓄、④DPAT（災害派遣精神医療チーム）の整備、である。
● 2次予防は、①薬物療法（抗不安薬・睡眠導入剤・抗うつ薬）、②認知行動療法（曝露療法、SSTなど）、③安全の確保、がある。
● 3次予防は、①リハビリテーション、②復職支援、③生活相談窓口の開設、などである。

[香月毅史]

精神保健福祉法

1. 精神保健福祉法の概要

- ①精神障害者の医療および保護を行う、②社会復帰の促進およびその自立と社会経済活動への参加の促進に必要な援助を行う、精神障害の発生の予防その他国民の精神的健康の保持および増進に努めることで、精神障害者の福祉の増進および国民の精神保健の向上を図ることが目的である。

2. 精神科における入院形態

- 患者本人の同意に基づく任意入院が基本である。
- 医療保護入院は、精神保健指定医による診察の結果、医療および保護のため入院の必要がある場合に、その家族等の同意により行う入院である。
- 措置入院は、都道府県知事が精神保健指定医 2 名が診察をし、自傷他害のおそれがあると認めた場合に行う入院である。
- その他、緊急措置入院、応急入院がある。

3. 精神保健指定医

- 精神保健指定医とは、人権に十分に配慮した上で、患者本人の同意に基づかない入院や行動制限の判断を行うことができる医師である。

4. 行動制限

- 行動制限の種類として、通信・面会の制限（手紙の発受信、精神医療審査会など人権擁護機関への電話や手紙は制限できない）、隔離や身体的拘束がある。
- 隔離は、症状から本人や他者に危険が及ぶ可能性が著しく高く、本人の医療または保護を図ることを目的に、自分の意思では出ることのできない部屋に 1 人だけ入室することで、その患者を他の患者から遮断する行動の制限である。
- 身体的拘束は、精神障害のために放置すれば患者の生命に危険が及ぶため、その保護および重大な身体損傷を防ぐことを目的に、特別に配慮した衣類または綿入り帯等を使用して、一時的に患者の身体を拘束し、運動を抑制する行動の制限である。
- 隔離や身体的拘束は、代替方法が見出されるまでの間のやむを得ない処置である。
- 行動制限が漫然と行われないように、医師は毎日診察を行う。また、定期的な会話等による臨床的観察と適切な医療および保護を確保する。

[田中留伊]

障害者総合支援法

1. 障害者総合支援法の概要

- 2013 年に「障害者自立支援法」が「障害者総合支援法」に改正され、基本的人権（個人の尊厳）、共生社会の実現（社会参加・社会的障壁の除去）の理念をもとに、日常・社会生活を支援するものである。
- 障害者（児）の範囲は、①身体障害者（身体障害者福祉法）、②知的障害者（知的障害者福祉法）、③発達障害を含む精神障害者(精神保健福祉法)、④難病である。なお 18 歳未満の者は児童福祉法に基づく。
- 障害程度区分から障害支援区分に変更された。介護給付には障害支援区分認定（認定調査員の認定調査・医師の意見書が必要）、訓練等給付には IADL・生活項目スコア判定が必要である。

2. 給付・支援事業（2018 年・2021 年改正を含む）

- 自立支援給付は、国が 1/2 負担し、市町村が実施主体になる。①介護給付：居宅介護、重度訪問介護、同行援護、短期入所等、②訓練等給付：自立訓練、就労移行支援、就労継続支援（A・B 型）、就労定着支援、自立生活援助、共同生活援助（ケアホームをグループホームに一元化）等、③相談支援、④自立支援医療給付（都道府県・指定政令都市）：更生医療（身体障害者）、育成医療（障害児）、精神通院医療（てんかん / 訪問看護を含む）、⑤補装具。
- 地域生活支援事業では、国が 1/2 以内で負担し、市町村が実施主体になり、意思疎通支援、生活用具、移動支援、地域活動支援センター、権利擁護支援（任意事業）等を行う。
- 障害児の障害種別支援は児童福祉法で一元化された。①障害児通所支援：児童発達支援（医療型・居宅訪問型等）、放課後等デイサービス等、②入所支援（都道府県）。
- 感染症対策と ICT 活用が強化され、オンライン支援が可能となった。

[土谷朋子]

障害年金制度・障害者雇用促進法・障害者差別解消法

1. 障害年金制度

- 公的年金制度加入者が、加入中の病気等で障害が残った場合、初診日が 20 歳未満等の条件を満たす場合は「障害基礎年金」「障害厚生年金」が支給される。
- 保険料の納付や障害の程度(障害基礎年金は 1 ～ 2 級、障害厚生年金は 1 級～ 3 級)の条件がある。

2. 障害者雇用促進法

- 1960 年に制定された「身体障害者雇用促進法」は身体障害者のみが対象であったが、1987 年に「障害者雇用促進法」に改題され、1998 年に知的障害者、2018 年に精神障害者が追加され、2020 年の改正により障害者手帳(知的障害は判定書等)を持つ人が対象になった。
- 2021 年 3 月から適用される法定雇用率は、民間企業(従業員 43.5 人以上)2.3%、国・地方公共団体等 2.6%である。
- 法定雇用率を満たさない事業主は、不足 1 人につき 50,000 円の障害者雇用納付金が徴収される。

3. 障害者差別解消法

- 2015 年 4 月から「障害者差別解消法」が施行された。
- 「不当な差別的取り扱いの禁止」では、国・地方公共団体や民間事業者が、障害を理由にする差別禁止(法的義務)をさだめている。
- 「合理的配慮の提供」では、障害者を持つ人から社会的障壁を取り除く対応を求められた時、その配慮を、国・地方公共団体等は法的義務を、民間事業者は努力義務を負う。

[土谷朋子]

知的障害者福祉法・発達障害者支援法

1.　知的障害者福祉法

- 1953 年の「精神薄弱児対策基本要綱」(知的障害児の隔離・保護と優性手術が目的) を契機に、1960 年に「精神薄弱者福祉法」(成人も加え当事者支援が目的) が成立、1998 年に「知的障害者福祉法」に題名改正された。
- 2018 年の改正 (知的障害者の自立と社会経済活動参加の促進の援助や保護 (国・地方公共団体・国民は努力義務、当事者は社会経済活動に努める) が目的) は、2020 年に施行された。
- 対象は、児童相談所または知的障害者更生相談所での判定により、療育手帳が発行された者である。
- 区市町村は、福祉相談等、知的障害者 (成人) の施設入所 (介護給付無給付時)、知的障害者相談員の相談援助 (守秘義務あり)、民生委員と協力、の支援を行う。
- 都道府県は、専門的な相談等、厚生労働省通知「療育手帳制度要綱」「療育手帳制度の実施について」の療育手帳運用、知的障害者更生相談所の知的障害者福祉司 (医師等) による障害判定や手当支給認定等、の支援を行う。

2.　発達障害者支援法

- 2005 年に施行された。発達障害の早期発見、支援のため都道府県、政令指定都市に発達障害者支援センター設置、が定められた。2010 ～ 14 年に、障害者関連法に発達障害が追加された。
- 2016 年改正は、継続援助、地域での支援を追加、発達障害者の定義を追加 (発達障害があり発達障害及び社会的障壁により日常生活・社会生活に制限をうけるもの)、基本理念の追加 (社会的障壁除去、意思決定の支援による共生社会の実現)、都道府県に発達障害支援地域協議会を設置、就労定着支援 (事業者は努力義務) の追加、協力機関に警察を追加、インクルーシブ教育の配慮を追加した。

[土谷朋子]

医療観察法

1. 医療観察法の概要

- 「医療観察法」は、心神喪失または心神耗弱で重大な他害行為（殺人、放火、強盗、強制性交等、強制わいせつ、傷害）を行った対象者に対し、適切な医療およびその確保のために必要な観察等の処遇を提供し、もってその社会復帰を促進することを目的とする。
- 心神喪失とは、精神障害等により、物事の理非善悪を弁識する能力がないか、または弁識に従って行動する能力のない者をいう。
- 心神耗弱とは、精神障害等により、物事の理非善悪を弁識する能力が著しく減退している者をいう。

2. 医療観察法の鑑定入院（処遇の決定）

- 心神喪失または心神耗弱で重大な他害行為を行い、不起訴処分あるいは無罪等が確定した対象者に対し、検察官は地方裁判所に申し立てを行う。
- 地方裁判所は、都道府県・指定都市が推薦する医療機関での鑑定入院を命じる。
- 鑑定入院中、対象者は、精神保健福祉法に基づく入院と同様に標準的な治療を受けながら、鑑定医による面接や検査を受け、社会復帰調整官等との面会を行う。
- 鑑定医は、精神保健判定医（研修を修了した医師で、精神保健審判員・鑑定医として必要な学識経験を有する）から選任する。
- 社会復帰調整官は、適切な処遇の決定のために対象者の生活環境調査（生活歴、家族歴、現病歴、地域の状況等）を行う。
- 医療観察法の適用には「疾病性（心神喪失または心神耗弱になった原因の精神障害が現在も続いているか）」「治療反応性（その精神障害に治療が有効であるか）」「社会復帰阻害要因（その治療によって障害を改善しなければ再び事件を起こす具体的で現実的な可能性があり、それによって社会復帰が阻害されるか）」の3要件を満たす必要がある。
- 処遇は、地方裁判所の裁判官と精神保健審判員（鑑定医とは別の医師）の各1名からなる合議体により3要件をもとに要否を判定する。適用の場合、入院処遇あるいは通院処遇になる。
- 対象者は、処遇により長期的に自由を奪われること、対象行為の背景には逆境的小児期体験（ACEs）や社

会的孤立があることが多いこと、さらに「精神障害者」「重大な他害行為を行った者」の二重の偏見・差別を受けることなど、つらい境遇を抱えていることが多いので、権利擁護の視点を持つ。

3. 医療観察法の入院処遇

- 医療観察法の入院処遇は、厚生労働大臣が指定した、単独で治療が完結できる専用の指定入院医療機関で行う。概ね18か月の想定で、職員配置は一般精神科病院よりも手厚く、多彩な治療プログラム、社会復帰への支援を行う。
- 医療観察法のスタッフは、対象者が対象行為に至るまでの生活歴を含めたプロセス、対象行為と精神疾患の関係を振り返り、内省・再他害行為の防止を含めた社会復帰を支援する。
- 対象行為の被害者は家族であることが多い。
- 家族は被害者や、被害者家族・遺族、加害者家族として複雑な心境を持つ。Care Program Approach（CPA）会議や家族会で関わる際には、トラウマインフォームドな視点が必要である。
- 退院は、指定入院医療機関の管理者が地方裁判所に申し立てを行い、合議体で審判を行う。多くの場合、退院許可決定により通院処遇に移行する。

4. 医療観察法の通院処遇

- 通院処遇は、厚生労働大臣が指定した指定通院医療機関でガイドラインに基づき行う。期間は原則3年、最大で5年である。
- 社会復帰調整官がケア会議を開催し、策定した処遇の実施計画をもとに、多職種による治療・生活支援を行う。
- 外来診療・訪問看護・デイケアなどでの必要な援助を併用する。
- 医療観察法による医療が必要ないと認めた時は、保護観察所の長が指定通院医療機関の管理者と協議し、処遇終了の申し立てを行う。
- 処遇終了の認否は地方裁判所の決定による。

[木下愛未]

成年後見制度

1. 成年後見制度の概要

- 1896 年制定の民法第 7 条に基づき家庭裁判所で選ばれた成年後見人が、精神障害によって判断能力が不十分な成年者の社会生活上の契約や法律行為（遺産分割・財産管理・施設入退所等）の法的な代理、同意、取消権限を持ち、本人の保護および本人の権利を守るための制度である（未成年者の場合は後見人）。

2. 成年後見制度の主な改正の流れと内容

- 1999 年の民法改正で、本人の判断能力により、3 種類の制度となった。
- ①後見（改正）：普段から判断能力を欠く場合、広範な代理・取消権があるが、自己決定を尊重し日用品の購入等は当事者判断とする。
- ②保佐（改正）：判断能力が著しく不十分な場合、遺産分割等の同意・取消権および当事者の申立てによる「特定の法律行為」の代理権があるが、自己決定を尊重し本人の申立てまたは同意が審判の要件になる。
- ③補助（新設）：判断能力が不十分（軽度）な当事者が申し立てた「特定の法律行為」について、代理権または同意・取消権の一方または双方が付与され、自己決定を尊重し本人の申立てまたは同意が審判の要件になる。
- 1999 年に配偶者法定後見人制度を廃止して複数人や法人の成年後見人制度を導入し、2000 年に判断能力がある時に「任意後見監督人」を決め将来の委任内容契約が可能になった。
- 2016 年、後見人等の財産管理の運用ではなく、当事者の意思決定支援・身上保護を重視し、生活状況に応じた運用になった。
- 2019 年、187 の法律で制定されていた成年後見制度利用による医師等の資格や公務員等の地位喪失が人権侵害に当たるとされ、欠格条項を一括削除した。
- 2020 年に民法の改正で当事者の意思能力がない場合の法律行為の無効を新設した。今後成年後見制度の活用が増加するであろう。

[土谷朋子]

介護保険

1.　介護保険制度の基本的な考え方

①自立支援：単に介護をするということを超えて、対象者の自立を支援する

②利用者本位：利用者の選択により、多様なサービスを総合的に受けられる制度である

③社会保険方式：給付と負担の関係が明確な社会保険方式を採用する

2.　介護保険法と障害総合支援法の適用関係

- 介護保険法と障害者総合支援法は、利用者が有する能力を最大限に活用した上で、できること、支援が必要なことを適切に見極めて、本人が望む自立した生活につなげることが共通の目的である。

3.　精神障害者にも対応した地域包括ケアシステム

- 精神障害の有無や程度にかかわらず、誰もが地域の一員として安心して自分らしい暮らしをすることができるよう、医療、障害福祉・介護、住まい、社会参加（就労）、地域の助け合い、教育を包括的に確保した「精神障害者にも対応した地域包括ケアシステム」の構築を目指すことを新たな理念として明確にした。

4.　トラウマインフォームドケアとしての地域生活支援

- 精神障害者が退院後いかに再入院を防ぎ地域に定着するか、また入院していない者であっても、いかに入院につながらないようにするか、が地域生活支援の課題である。つまり、課題の解決を精神科病院への入院という形に頼らない。

- 安心した地域生活が継続できるには、精神障害者の多くがトラウマ的な出来事を体験していることを深く理解する。

- トラウマが、精神障害者やその家族に対してだけでなく、組織や地域にまで影響を与えていることに気づく。

- 精神障害者を取り巻くトラウマを把握し、本人の有するストレングスを最大限に活用し、リカバリを促進するために必要な支援を適切に見極めて、本人が望む自立した生活につなげる。

[守村洋]

精神障害者保健福祉手帳

1. 精神障害者保健福祉手帳の目的
- 精神障害者保健福祉手帳は、精神障害の程度を認定し、精神障害者の自立と積極的な社会参加に向けサービスを利用しやすくすることが目的である。

2. 精神障害者保健福祉手帳の対象者
- 対象者は、精神障害により長期にわたり日常生活または社会生活への制約を受けている者である。
- 対象となる精神障害は、統合失調症、気分障害、てんかん、薬物依存症、高次脳機能障害、発達障害、その他の精神疾患（ストレス関連障害など）である。
- 精神疾患・精神障害による受診初診日から6か月以上経過していることが要件になる。

3. 精神障害者保健福祉手帳の等級
① 1級：他者の助けを常に借りることで、日常生活を送ることができる。
② 2級：他者の助けを時々借りることで、日常生活を送ることができる。
③ 3級：大きなストレスでなければ、他者の助けがなくても日常生活を送ることができる。

4. 受けられるサービス内容
- 全国一律に行われているサービスは、公共料金等の割引、税金の控除・減免などである。
- 地域によって行われているサービスは、交通運賃や水道料金の割引、手当の支給、公営住宅の優先入居などである。
- 自立支援医療による医療費助成や障害者総合支援法による障害福祉サービスは、精神障害者保健福祉手帳の有無にかかわらず受けることができる。

5. 精神障害者保健福祉手帳の申請方法
- 申請は市町村の担当窓口で、家族や医療機関関係者が代理で行うことができる。

6. 精神障害者保健福祉手帳の有効期間
- 精神障害者保健福祉手帳の有効期限は交付日から2年が経過する日の属する月の末日で、更新は2年ごとに都道府県知事の認定を受ける。

[片岡三佳]

生活保護法

1. 生活保護法の目的
●生活保護法は、日本国憲法第25条で保障している国民の生存権に基づき、国家の責任で生活困窮者すべてに対して給付を行い、健康で文化的な最低限度の生活を保障すると共に、将来的に自立を助長することを目的とする。「最後の受け皿」といわれる。
●生活保護法の対象にはならないが、経済的に困窮し、最低限度の生活を維持することができなくなるおそれのある人への自立の促進を図る生活困窮者自立支援法がある。

2. 生活保護法の対象者
●可能な手段をすべて活用しても生活に困窮する人

3. 健康で文化的な最低限度の生活の水準
●一般国民生活における消費水準との比較における相対的なものとして設定している。物価や地価などの違いから地域によって「生活保護基準」がある。

4. 生活保護法の4つの基本原理
①国家責任の原理
②無差別平等の原理
③最低生活保障の原理
④保護の補足性の原理（まずは自らの資産や能力、扶養義務者からの扶養、他の制度を活用すること）

5. 生活保護法の4つの基本原則
①申請保護の原則：保護を必要とする人自らの申請
②基準および程度の原則：生活保護基準と保護を必要とする人の実収入との差額の給付
③必要即応の原則：保護を必要とする個人の実情に即した給付内容の判定
④世帯単位の原則：世帯を単位とした保護の要否や程度の判定

6. 給付の内容
●給付は、8種類の扶助（生活扶助、教育扶助、住宅扶助、医療扶助、介助扶助、出産扶助、生業扶助、葬祭扶助）があり、医療給付と介助扶助を除いて原則金銭給付とする。

7. 生活保護法の申請方法
●居住する市区町村の福祉事務所の生活保護担当窓口で、本人とその扶養義務者、同居親族に限り申請できる。　　　　　　　　　　　　　　　　　　　［片岡三佳］

多職種チーム（MDT）医療のポイント

1. MDT とは

- 多職種チーム（Multidisciplinary team：MDT）アプローチは、我が国では医療観察法の入院処遇中の対象者に導入されているものを指すことが多い。
- 諸外国では精神医療の様々な領域で導入している。
- 医療観察法での MDT は、対象者を中心にして、1 人 1 人に担当の医師、看護師、心理職者、作業療法士、精神保健福祉士を編成し、入院から退院まで一貫した医療を提供するチームである。
- MDT は頻回に会議を行い、チームで決定するプロセスを重視する。
- 治療計画の立案・実施・評価、責任観察レベルや行動制限のレベル評価・実施、入院継続または退院申立ての評価などを行う。
- 専門職アイデンティティによる連携困難[1] や、ヒエラルキーによる決定権の集中などが生じないように、MDT は、対象者とそれぞれの職種がエンパワメントし、それぞれの力や専門性を発揮し議論を尽くして治療や社会復帰の方向性を決定する。

2. MDT の中での看護師の役割

- 看護師は、チームの調整役（ケアコーディネーター）として機能し、MDT 会議の開催、チーム内の意見の橋渡しや調停役を担う。
- 対象者にとって看護師は、接する機会が多く最も身近な存在である。看護師は、対象者を囲んで医療者側の枠組みで考えるのではなく、対象者が見ている世界からケアを考える。
- 医療観察法は強制医療であり、ともすると医療者主導になりやすい。看護師は対象者の思いを重視した立場で、可能な限り対象者主体の医療を目指す。

[木下愛未]

文献
1) 美濃由紀子，牧野貴樹，宮本真巳：指定通院医療機関における触法精神障害者の治療・ケアの現状と課題．司法精神医学，6（1）：pp2-9，2011．

カンファレンスの進め方

1. コンフリクトの調整

- 多職種カンファレンスは、互いを尊重し、多職種の専門性を出し合って議論を深め、創造的なアイデアを生む。

- 適度なコンフリクトは、チームに緊張を与え、深い理解へと導く。意見の食い違いやコンフリクトが生じる場合、その背景に、互いの意見の理由や事情の理解不足がある。

- コンフリクトの調整は、「どちらが正しいか」ではなく「両方正しい」という認識から、自他共に利益が得られるように協力し合う[1]。

- 「相手の意見は間違っている」という見方ではなく、「相手がなぜそれを正しいとするのか」という問いを持つと、効果的な議論に発展する。

- カンファレンスで、方法に関する意見の食い違いから抜け出せない時は、それぞれに対して自他の「目的」や「意図」に立ち返るように促す。これを中立的にそれぞれが行うことにより、当事者各々が立場による考え方の違いに気づくきっかけになる。

2. 共通目標の共有

- 両者の思考が柔軟になるとコンフリクトを解消し、当事者ではない職種も意見を提案しやすくなる。お互いの洞察が進み、協力し合える関係に至った中で、目的の達成に向けた「共通目標」を決定する。

- 共通の目標の共有化を図った後に、異なる専門職の間で実践知を伴った「方法」を言語化する。最初からエビデンスに縛られず、あえて思いつくことを多く積極的に表現する。

- 多くの選択肢から実行可能な方法を検討し、絞り込み、決定する。検討に行き詰った時には、繰り返し「目的」「意図」「共通目標」に立ち返り、その方法の妥当性を吟味する。

[山内典子]

文献
1) 堀公俊：問題解決ファシリテーター「ファシリテーション能力」養成講座. pp128-129. 東洋経済新報社. 2003.

医療者のセルフケア
―陰性感情の扱い方・バーンアウト

1. 医療者が体験する陰性感情と具体的症状

- 医療者も患者や家族等から繰り返し否定的態度や攻撃的言動を受けることで傷つく。医療者が患者や家族に、関わりを回避し距離を取るなど陰性感情を持つことが、医療ケアの質に影響する。医療者が自分の感情を鈍磨させ過酷な状況にとどまることで、心身への負荷が増大し「バーンアウト」する。
- 患者や家族に心理的距離が近づき過ぎると、当事者の悩みや痛みを自分のことのように感じ「共感疲労」に陥る。
- 「バーンアウト」と「共感疲労」は厳密には異なるが、類似症状が出現し日常生活に影響が及ぶ。
- 睡眠障害、意欲の低下、自己価値の低下、食欲の減退・体重減少、慢性疲労等が現れる。

2. 医療者が体験する陰性感情の成り立ち

- 医療者が体験する陰性感情は、相手に対する怒りや不満、相手からの期待に応えられなかったことへの自責感、孤立無援感、自己効力感の低下、自尊心の低下等で生じる。
- 無気力や慢性疲労の蓄積は、頭痛、腰痛、背部痛などの身体症状につながる。
- 医療者は患者や家族のトラウマも想定した対象理解と同時に、自分の感情を含めた自己理解を深める。

3. 医療者が体験する陰性感情の心理社会的反応・評価尺度・セルフケア

- 他者と距離をとる、防衛的な反応、非効率的・不適切なコーピング、退行、回避的な行動、他者への不信感等からチームワークに否定的な影響が生じる。
- 陰性感情に関する評価尺度には、バーンアウト尺度、二次的心的外傷評価尺度などがある。
- 陰性感情へのセルフケアには、感情リテラシーを高める、アサーションの活用、率直な自己表現と自己一致、アファメーション、リラクセーション、マインドフルネスの活用、医療者の自助グループとしての事例検討会など、チームで支え合うこと、が有効である。

[米山奈奈子]

地域資源
―地域精神医療サービス・訪問看護など

1. 地域資源の利用

- 本人の困り事がどこにあり、その困り事に対し、地域資源が何を提供できるのかを本人と共有し利用を検討する。
- 通所系の事業所は見学 / 体験を受け入れていることが多い。
- 複数の事業所を見学し、利用者層や雰囲気等を含め本人が選択する。
- 支援者や家族から、退院の条件として精神科訪問看護の導入を勧められることがある。様々な背景があろうが、本人希望ではない利用開始は、継続困難や支援者 / 家族との信頼関係に悪影響を及ぼす。
- なぜ利用が必要と考えるのか、どのような状況となったら利用を再検討するか等を本人と相談する。

2. 地域資源の探し方

- 院内の精神保健福祉士や社会福祉士、居住地区の保健師（障害福祉課等）に相談する。
- 地域精神保健医療福祉社会資源分析データベース（ReMHRAD）の各社会資源のマッピング（https://remhrad.jp/facility_mapping）から、精神障害に対応した医療障害福祉資源を検索する。

社会資源のマッピング

3. 精神科訪問看護とは

- 専門職（（准）看護師、作業療法士、精神保健福祉士等）が居宅に赴き、本人または家族等に支援を提供する。
- 居宅は誰にとっても安全を守りたい場所である。
- 支援であっても、居宅に他者が入ることは、何をされるのだろう、何を言われるのだろう、と不安材料になる。
- 利用開始前に支援内容や居宅のどのスペースならお互いに安心して話ができそうか等を相談する。
- 利用者、支援者、お互いの安全・安心を脅かさない配慮をする。

[小竹理紗・宮本有紀]

保健所・児童相談所との関わり方

1. 精神保健福祉と保健所・保健センターの役割

- 保健所・保健センターは、電話・窓口相談、訪問指導、医療機関との連携、自助グループや家族の支援などを行う。保健センターは保健所と比して地域に密着し、より直接的なサービスを提供する。
- 保健所だけが行う業務の1つに、精神保健福祉法に基づく措置診察に関わる業務がある。同法23条が規定する警察官通報を受けた場合、入院措置までの一連の流れに保健所職員が立ち会い、措置入院が不要な場合にも、環境の調整などを行う。強制医療と関係する場面であり、人権に配慮した対応を行う。
- 各自治体や保健センター等で対応に困難を感じる事例に保健所の介入を求められることがある。

2. 児童相談所の役割

- 子どもが力を最大限に発揮できるようにその家族等を支援する機関で、児童福祉法に基づいて設置する。
- 保護者の病気などの事情により子どもの生活に困難がある事例や、虐待や社会的孤立の事例などの相談に乗り、必要に応じ保健所や専門機関と情報共有して支援を行う。
- 精神保健領域では、保護者がアルコールや薬物の依存症を抱える事例や、児に精神疾患や障害が疑われる事例など、様々な状況で児童相談所や児童家庭支援センター（地域によっては子ども家庭支援センター）と相談し協働する。

3. 保健所や児童相談所との関わり

- 患者にとって有用であると感じた場合は、本人の了承を得て保健所・保健センターや児童相談所・児童家庭支援センターに連絡を取る。
- 保健所や基幹相談支援事業所などの関わるネットワーク会議など、地域の医療・保健・福祉担当者が集まる機会を通して、顔が見える関係を日頃から築く。
- 「支援」にそれまで良い印象がなかったり、何かを強制されるのではと恐ろしく感じることがある。本人の意向を尊重し、安全感を確保する。

［野沢恭介・宮本有紀］

司法との関わり方

1.　精神医療と司法

● 精神医療の場でも司法と関わることがある。具体的には、①強制入院や行動制限などの精神科医療による権利侵害や尊厳の制約、虐待等の防止や通報に関して医療者が意識すべき法的責任、②患者支援の場で遭遇する患者の被害（虐待・ＤＶ、性暴力、ハラスメント、詐欺など）や債務、生活困窮、触法行為など患者やその家族等に関わる問題がある。なお触法行為などの司法精神医療は、医療観察法の項（202 頁）で扱う。

2.　医療者の意識すべき法的責任

● 精神医療は患者の人権を侵害しやすい構造にあることを認識し医療に当たる。虐待に関しては、医療者に対して早期発見および市町村への通報義務が課されている（高齢者虐待法、障害者虐待法参照）。人権侵害に関する相談は、「みんなの人権 110 番」（法務省）のほか、自治体にも相談窓口がある。

3.　患者の被害や多重債務・困窮など

● 自傷や自殺企図、精神症状の悪化などは、なんらかの被害や困窮の結果として生じていることがある。

● 患者が虐待・ＤＶ、性暴力、詐欺などの被害に遭っていることを知った場合には、患者を責めるような言動（なぜ早く言わなかった、あなたにも悪いところがあったのでは、等）をせずに、専門の相談・支援につなぐ。

● ワンストップ支援センター（性暴力被害）、配偶者暴力相談支援センターや婦人相談所（ＤＶ）、警察などの相談・支援窓口がある（内閣府男女共同参画局ＨＰ参照）。

● 多重債務や詐欺など法律や契約に関するトラブルは、法テラス、弁護士会、司法書士会、消費者センターなどが相談を受け付けている。

● 地域で相談できる社会資源（自治体窓口、障害福祉サービス事業者、その他の相談先等）をまとめ、対象者本人などが医療だけでなく必要な支援を受けられるようにする。

● 医療者として法や患者の権利を守ること、また患者の精神症状や行動の背景にある生活状況に思いを馳せつつ接する。

[加藤裕子・野沢恭介・宮本有紀]

教育現場との関わり方

- 患者が就学中である場合、無理なく学校生活を継続するために教職員との適切な連携を保つ。

1. 本人（・保護者）に開かれた連携を持つ

- 面談だけでなく電話でのやり取りであっても、必ず本人（と保護者）の了承を得て、誰に何をどこまで伝えるか合意を得る。
- 誰に関わってほしいか、自身の同席を希望するか、保護者にはどう関わってほしいかを本人に確認し、本人が参加しない面談でも、内容を本人と共有する。
- 本人の合意が得られない場合は無理に進めず丁寧に対応する（不用意な情報共有で信頼関係を壊さない）。

2. 学校関係者の組織的役割（学校により異なる）

1）担任・学年主任

- 担任は児童生徒との接点が多く、学校生活のあらゆる情報が担任に集約される。
- 学年主任は学年の統括責任者であり、担任・学年主任の協力を得ることは本人の就学環境を整えるために重要である。
- 一方で、年度ごとの交代で継続的な関係作りが難しい。

2）養護教諭・保健主事

- 養護教諭は児童生徒の心身の健康について担任・本人・保護者からの相談を受け、個別対応や他機関との連携の窓口になる。
- 保健主事は、養護教諭と連携し、学校保健に関する事項を管理する。

3）学校医・スクールカウンセラー（SC）・スクールソーシャルワーカー（SSW）

- 非常勤雇用（嘱託）が多く、児童生徒や親、教職員の相談に応じる。
- 学校ごとに活用状況が異なる。

3. 窓口の明確化と、困り事や懸念の共有

- 連携時は医療側と学校側の窓口を明確にし、困り事や懸念を共有し、具体的・建設的な場にする。
- 学校に、個別の事情に合わせた環境作りや対応を依頼する際は、診断書を活用する。
- 学校は治療の場ではないことを尊重し、学校が対応に迷いや悩みを抱えた時に相談先となれるよう、学校に対しても医療を開く。

[森田康子・宮本有紀]

職場への関わり方
―産業メンタルヘルス

1. 職場のメンタルヘルス

- 労働安全衛生法では、事業者の規模により産業医を選任する義務がある（常時 50 人以上の労働者を雇用する場合は嘱託医、500 人以上では専属産業医）。
- 地域産業保健センターは、50 人未満の場合に利用でき、労働者の健康相談やメンタルヘルスケア支援事業等を行う。全国に 350 か所設置されている。
- 産業保健総合支援センター（各都道府県に 1 か所設置）は、個別訪問指導によるメンタルヘルス支援、働く人の健康管理に関する情報提供、産業医や保健師などへの専門的研修、治療と仕事の両立支援などの事業を行う。各地の地域産業保健センターと連携する。

2. 職場の関係者との連携

- 職域保健に従事する産業医や保健師は、メンタルヘルス相談で、ストレスチェックの結果、高ストレス者やメンタルヘルス不調を自覚する労働者に対して健康相談・保健指導を行う。
- 労働者が 50 人未満の事業所は、労働者の健康管理について、地域産業保健センターのサービスを無料で利用できる。このセンターは、労働者の復職などに関して、労働者の所属する職場で個別に訪問産業保健指導を行うことができる。

3. 医療機関による労働者のメンタルヘルス支援

- 職場復帰支援（リワーク支援）とは、うつ病や適応障害などで休職中の職場復帰を希望する労働者が利用できる「高齢・障害・求職者雇用支援機構」が実施する支援のことである。
- 職場復帰の前段階として、医療機関のリワークデイケアが利用できる場合がある。
- リワークデイケアは、精神科医、看護師、心理職者、作業療法士、ソーシャルワーカー等の多職種チームで行う。①症状の客観的評価と復職の可能性、②復職時の関係者間調整、を進める。

[米山奈奈子]

ピアサポート

1. ピアサポートとは

- ピアとは仲間を意味し、ピアサポートは対等で相互的な支え合いのことを指す。
- ヘルスケア領域におけるピアサポートは、病いや困難等の経験を持つ者同士が、情緒的な結びつきを感じることで生じる。
- ピアサポートにおいて自分の「体験的知識」が他の人の役に立つという経験は、その人にエンパワーメントをもたらす。
- ピアサポートは、専門職支援とは異なる固有の特徴を持つ。

2. メンタルヘルス領域におけるピアサポート

- 第 2 次世界大戦後、ヘルスケア領域において発展した自助グループの活動や障害者運動と共に、ピアサポートが発展した。
- 自然発生的・個人的な関係によるピアサポートから、組織的な活動として行うものまで、その形態は様々である。
- 組織的な活動としては、ネットワークを拡大し政策提言を行うことや、専門職が提供しないオルタナティブ（代替）な支援（ピアカウンセリング、ピア電話相談、当事者運営の様々なサービス等）がある。

3. 日本における組織的なピアサポート活動

- 全国各地で当事者グループによるミーティングや勉強会の開催、会報の発行等のピアサポート活動が行われてきた。1993 年に全国精神障害者団体連合会（通称：ぜんせいれん）が結成された。
- 1990 年代頃から地域生活支援センター等の福祉サービス事業所におけるピアサポーターの雇用が進み、ピアカウンセリングやピア電話相談、地域移行・地域定着支援等のサービスを提供している。

[濱田由紀]

代表的な評価尺度

1. BPRS（簡易精神症状評価尺度）

- 簡易精神症状評価尺度（Brief Psychiatric Rating Scale：BPRS）は、統合失調症を主体とした内因性精神障害を対象として 1960 年代から広く世界的に臨床場面、研究場面で利用している評価尺度であり、これまでに多数の改訂版が出されている。

- BPRS 日本語版は、Overall と Gorham の原著を日本語訳したものであり、他の改訂版とは異なり採点方法において採点者の臨床経験に頼るところがやや大きいのが特徴である。

- BPRS の評価には信頼性が担保されないとの批判もあるが、評価トレーニングを行えば BPRS 評価は高い信頼性が確保できることを確認している。比較的短時間で網羅的な精神症状評価が行えることが BPRS の最大の強みである。

1）評価法

- BPRS の評価は対象者の面接で実施する。面接手順を規定しており、それに沿って評価面接を行う。18 項目中唯一「敵意」の評価は、対象者が面接場面ではないところで他者にどのように振る舞っているかを評価するので、病棟の看護スタッフや家族等の関係者への情報収集が必要になる。

- BPRS の採点は症状ごとに、症状なし（1 点）から最重度（7 点）、平均的な程度に症状がある、を 4 点と規定する。2 点、3 点、5 点、6 点については症状の程度に応じて点数を比例的に配分する。測定者は訓練をした医師が実施し、看護師版もある。

評価項目

1	心気症	10	敵意
2	不安	11	猜疑心
3	情動的引きこもり	12	幻覚による行動
4	概念の統合障害	13	運動減退
5	罪責感	14	非協調性
6	緊張	15	不自然な思考内容
7	衒奇症と不自然な姿勢	16	情動の平板化
8	誇大性	17	興奮

| 9 | 抑うつ気分 | 18 | 失見当識 |

色の濃い項目は観察による評価
「10 敵意」は病棟看護師や家族から聴取

0. 症状なし。

1. ごく軽度。身体の健康状態について直接問われた時のみ軽度の訴え。

2. 軽度。自発的な軽度の訴え。身体の健康状態についての過度の懸念。

3. 中等度。身体の健康状態に没頭（心気的態度）。身体症状が主訴であり、面接の最初に出てくる話題である。

4. やや高度。身体症状に集中。たえまなく訴え、援助を求める。いわゆるがん恐怖、梅毒恐怖など。

5. 高度。心気妄想があり、通常奇異な訴えと顕著な不安を呈する。それ以外の事柄を忘れるほど心気妄想に没頭。

6. 非常に高度。持続性の心気妄想で（恐怖や絶望といった）感情面の負担があり、今にも死ぬのではないかと、重い障害になるのではないかと予期を示す。

質問例

身体の調子はどうですか？　身体の事を心配していますか？　身体の事でどこか悪いところがありますか？（それは何ですか？　どのくらい真剣にそのことを考えているのですか？　それがあなたの生活にどのくらい影響を与えていますか？）

出典：宮田量治，藤井康男，稲垣中，稲田俊也，八木剛平：Brief Psychiatric Rating Scale（BPRS）日本語版の信頼性の検討．臨床評価，23（2）：357-367，1995.

2. FAB（前頭葉機能検査）

- 前頭葉機能検査（Frontal Assessment Battery：FAB）は 2000 年に Dubois らが発表した 6 つの下位検査からなる一連の前頭葉機能テストバッテリーである。

- ベッドサイドで実施できることを目指して作成し、特殊な器具を一切必要とせず、どの下位検査も短時間で手短に実施できる。また、6 つの下位検査により、前頭葉機能を 比較的広範囲に網羅する。

1）評価法

①類似性（概念化）。2 つもしくは 3 つの単語について、それらの似ている点を尋ね、口頭で答えてもらう。前頭葉損傷患者は抽象的推論が障害されるとアイテムの具体的側面に執着し、類似性を見つけられないことがある。カードを用いた分類課題があり、「バナ

ナとミカンのカード」（正解：果物、フルーツ）「テーブルとイスのカード」（正解：家具）など。3問正解3点、2問正解2点、1問正解1点、正答なし0点。

②語の流暢性（柔軟性）。『『か』で始まる単語をできるだけたくさん言ってください」と質問し、制限時間内に思いつく限りの単語を答えてもらう。前頭葉損傷患者は、自分で解決策を作り上げることを要求された場合、特異的な障害が現れる。この課題は非日常的な作業で、自分で組織立てて意味記憶から思い出すことを要求する。10個以上の解答3点、6個以上の解答2点、3個以上の解答1点、2個以下の解答0点。

③運動系列（運動プログラミング）。検査者が手本を見せた後、右手で運動系列（拳-刀-掌）を行ってもらう。前頭葉損傷患者は、連続動作の空間的な組織化、動作の維持、実行に障害（課題の単純化や保続）が現れる。

④葛藤指示（干渉刺激に対する敏感さ）。2つあるルールを決めた指運動を検査者の指示に従って行ってもらう。矛盾した指示を含む課題を行っている時に、自己統制の障害が現れる。前頭葉損傷患者は、検査者の指示に従うことができず、同じ運動を反復したり、検査者と同じことをする。

⑤GO/NO-GO（抑制コントロール）。葛藤指示課題と同様に、あるルールを決めて検査者の指示に従ってもらうが、この指運動には「叩かない」という抑制の指示を含む。前頭葉の副側部に損傷をもつ患者は、衝動性を制御することが困難になる。してはいけないと警告された運動反応をわざと誘発するような課題で、運動反応を抑えることができない。

⑥把握行動（環境に対する被影響性）。「私の手を握らないでください」と教示した上で、被験者の掌に検査者の手を近づける。前頭葉損傷患者は、環境の手がかりに過度に依存的である。環境からの刺激によって、抑制が欠如していることが現れ、健常者においては通常抑制されている反応パターンが賦活される。例えば、患者は、検査者の動きを見るとそれを模倣するように命令されたと思い込んだり（模倣行動）、物品を見せられるとそれを使うように指示されたと考えたり（利用行動）、検査者の手を見せられるか触られるかすると、その手を強制的に握る（把握行動）。

3．GAF （機能の全体的評価）

- 機能の全体的評価（Global Assessment of Functioning：GAF）は、成人の社会的・職業的・心理的機能を評価するのに用いる1～100の数値スケールで数値が大きいほど対人関係や社会的役割遂行などの社会的機能水準が健康と評価するものである。
- GAF尺度は身体的および環境的制約による障害は含まない。あくまでも精神障害および知的障害を対象として社会的機能水準を評価するスケールである。入院時と退院時のGAF尺度を比較し、治療によって社会的機能水準がどの程度改善したかを測る。2020年度の診療報酬改定において、精神科訪問看護療養費（I）および（III）を算定する場合、精神障害を有する者への適切かつ効果的な訪問看護の提供を推進する観点から、判定が必要になった。

1）評価法

- 10点ごと10段階に分かれ、症状の重症度と機能に関する2つの内容から構成している。10段階からその人の全般的機能レベルを最もよく反映する1つの段階を判定する。症状の重症度と機能レベルが不一致の場合は、両者の悪いほうで判定する。情報が不足している場合は0とする。

100-91	広範囲の行動にわたって最高に機能しており、生活上の問題で手に負えないものは何もなく、その人の多数の長所があるために他の人々から求められている。症状は何もない。
90-81	症状がまったくないか、ほんの少しだけ（例：試験前の軽い不安）、すべての面でよい機能で、広範囲の活動に興味をもち参加し、社交的にはそつがなく、生活に大体満足し、日々のありふれた問題や心配以上のものはない（例：たまに、家族と口論する）。
80-71	症状があったとしても、心理的社会的ストレスに対する一過性で予期される反応である（例：家族と口論した後の集中困難）、社会的、職業的または学校の機能にごくわずかな障害以上のものはない（例：学業で一時遅れをとる）。
70-61	いくつかの軽い症状がある（例：抑うつ気分と軽い不眠）、または、社会的、職業的または学校の機能に、いくらかの困難はある（例：時にずる休みをしたり、家の金を盗んだりする）が、全般的には、機能はかなり良好であって、有意義な対人関係もかなりある。
60-51	中等度の症状（例：感情が平板的で、会話がまわりくどい、時に、恐慌発作がある）、または、社会的、職業的、または学校の機能における中等度の障害（例：友達が少ない、仲間や仕事の同僚との葛藤）。

50-41	重大な症状（例：自殺の考え、強迫的儀式がひどい、しょっちゅう万引きする）、または、社会的、職業的または学校の機能において何か重大な障害（友達がいない、仕事が続かない）。
40-31	現実検討か意思伝達にいくらかの欠陥（例：会話は時々、非論理的、あいまい、または関係性がなくなる）、または、仕事や学校、家族関係、判断、思考または気分、など多くの面での粗大な欠陥（例：抑うつ的な男が友人を避け家族を無視し、仕事ができない。子どもが年下の子どもを殴り、家で反抗的で、学校では勉強ができない）。
30-21	行動は妄想や幻覚に相当影響されている。または意思伝達か判断に粗大な欠陥がある（例：時々、滅裂、ひどく不適切にふるまう、自殺の考えにとらわれている）、または、ほとんどすべての面で機能することができない（例：一日中床についている、仕事も家庭も友達もない）。
20-11	自己または他者を傷つける危険がかなりあるか（例：死をはっきり予期することなしに自殺企図、しばしば暴力的、躁病性興奮）、または、時には最低限の身辺の清潔維持ができない（例：大便を塗りたくる）、または、意思伝達に粗大な欠陥（例：ひどい滅裂や無言症）。
10-1	自己または他者をひどく傷つける危険が続いている（例：何度も暴力を振るう）、または最低限の身辺の清潔維持が持続的に不可能、または、死をはっきり予測した重大な自殺行為。
0	情報不十分

出典：高橋三郎，大野裕，染矢俊幸訳：DSM-IV-TR 精神疾患の分類と診断の手引，新訂版．pp43-44．医学書院．2003.

4. HAM-D（ハミルトンうつ病評価尺度）

- ハミルトンうつ病評価尺度（Hamilton Depression Scale：HAM-D）は、1960 年にハミルトン（Hamilton M）が発表した。改訂を重ね、現在でも臨床現場でよく使用するうつ病の心理検査である。
- 17 項目で構成した主要 17 項目版とこれに追加の 4 項目を加えた 21 項目版がある。病状を判断する時は、疾病の重症度に関する程度と頻度の 2 つの重要な次元を勘案して 1 つの評点をつける。それを可能にしたのが GRID-HAMD であるが、面接時間などの問題から広く使用しているのは程度だけで判断する STAR*D 版である。

1）評価法

- STAR*D 版は各項目 0 〜 4 点で評価し、合計が 0 〜 7 点の評価は正常であるとみなす。20 点以上の評価は、中等度、重度、あるいは非常に重度のうつ病と判断する。自己評価式の心理検査ではなく、医師などの専門家が項目ごとに評価をする心理検査である。それ

ぞれの項目ごとに最も被検者に近いと思われる点数に
〇をつけ、合計点からうつ症状の程度を割り出す。し
かし、HAM-D だけで、うつ病の診断はできない。

	ハミルトンうつ病評価尺度（HAM-D）	STAR*D版
1	抑うつ気分	この1週間、気分が概ね良い時と比べて、気分はどうでしたか？
2	罪責感	何か悪いことをしてしまったとか、他の人をがっかりさせてしまったと思って、この1週間、自分を責めましたか？
3	自殺傾向	この1週間、生きる価値がないと思ったことがありましたか？ 死んだほうがましだとか、死ねたらとか、と考えたりしましたか？ 自分を傷つけたり、自殺することを思いつきましたか？ 自分を傷つけようと何かを試みたり、人生を終わらせる何らかの手段をとりましたか？
4	入眠障害	夜寝始める時、寝つくのに何か問題がありましたか？
5	熟眠障害	この1週間、夜中に眼が覚めてしまったことがありましたか？
6	早朝睡眠障害	この1週間、一番遅かった時で、朝何時に起きましたか？
7	仕事と活動	この1週間、あなたはどのように過ごしていましたか？ 仕事は？ 趣味は？
8	精神運動抑制	思考・発話の遅鈍；集中困難；運動機能の低下
9	焦燥	不安に伴う不穏
10	精神的不安	この1週間、特に緊張したり、いらいらしていましたか？
11	身体的不安	不安感に由来する生理学的徴候（この1週間、以下の症状があれば話してください）消化器：口渇、腹の張り、消化不良、便秘、下痢、胃痙攣、げっぷ、頻尿 循環器：動悸、胸痛 呼吸器：過呼吸、ため息、呼吸困難 その他：震え、耳鳴り、視界のぼやけ、火照りや冷感、発汗、頭痛
12	消化器系身体症状	
13	一般的な身体症状	
14	生殖器症状	性欲の低下、生理不順など
15	心気症	この1週間、自分の健康を気にしていましたか？
16	体重減少	うつ病になってから体重が減りましたか？
17	病識	
18	日内変動	この1週間、1日のうち特定の時間、例えば朝とか夕方に、より調子が悪いとか、あるいは調子が良いと感じることがありましたか？
19	現実感喪失・離人症	この1週間、すべてのことが現実でない、夢の中にいる、他の人との関係が奇妙に絶たれているといった感じが突然生じたことがありましたか？

| 20 | 妄想状態 | この 1 週間、誰かがあなたをつらい目に遭わす、傷つけようとしていると思ったことがありましたか？ |
| 21 | 強迫症状 | この 1 週間、戸締りを何度も確認したり、繰り返し手を洗うなど何度も繰り返して行うことがありましたか？ |

出典：稲田俊也編：大うつ病性障害の検証型治療継続アルゴリズム STAR*D（Sequenced Treatment Alternatives to Relieve Depression）：その臨床評価とエビデンス. pp17-28, 星和書店, 2011.

5. HDS-R（改訂長谷川式簡易知能評価スケール）

- 長谷川式認知症スケールは、医師である長谷川和夫が開発した認知症の簡易検査手法である。認知症の早期診断・早期対応のために日本で主流のスクリーニングテストである。1974 年の開発当初は「長谷川式簡易知能評価スケール」の名称であったが、1991 年に質問項目と採点基準を見直し、「改訂長谷川式簡易知能評価スケール」（Revised version of Hasegawa's Dementia Scale：HDS-R）に改訂した。

- 誰でも身の回りの物を使って 5 分から 10 分でできる検査である。簡単に行うことができるため、医療現場、介護現場で認知症の評価を行うために活用している。

- 認知症の評価方法に MMSE（ミニメンタルステート検査）があり、神経心理検査も合わせて検査することが多い。検査結果はあくまでも認知機能の低下を示しているに過ぎないため、実際に認知症か否かの診断は、専門医師の問診や検査・画像診断などを通じて行う。

- HDS-R はすべて口述による回答となっており、MMSE は、記述や動作、描画の確認項目あり、HDS-R に比べて MMSE のほうがより幅広い認知機能を評価する。HDS-R は遅延再生の配点が高く、記憶力が低下している場合より減点されやすい設計となっている。

1）評価法

- 9 つの評価項目、30 点満点で構成している。テスト方法は、口頭で設問内容を問いかけ、回答する。

- 30 点満点中 20 点以下は認知症の疑いあり。長谷川式の評価点数が低いとしても、必ずしも認知症とは限らない。認知機能の低下は、いろいろな要因で起こる。要因は、テスト当日の体調、教育歴や職歴、生活歴、視覚や聴覚の障害、うつ病など精神疾患などである。服薬状況などの背景情報、脳画像検査なども認知症の診断材料となり、総合評価により診断が決まる。

- 認知症であっても高得点が出る場合がある。それは記憶に関係した評価項目を中心に構成されているため、

初期段階では記憶障害が現れにくいレビー小体型認知症や、前頭側頭型認知症に関しては高い得点が出る場合がある。

	改訂長谷川式簡易知能評価スケール（HDS-R）
1	お歳はいくつですか？（2年までの誤差は正解）
2	今日は何年何月何日ですか？ 何曜日ですか？（年月日、曜日が正解で それぞれ1点ずつ）
3	私たちがいまいるところはどこですか？（自発的にでれば2点、5秒おいて家ですか？ 病院ですか？ 施設ですか？ のなかから正しい選択をすれば1点）
4	これから言う3つの言葉を言ってみてください。あとでまた聞きますのでよく覚えておいてください。1：a) 桜　b) 猫　c) 電車、2：a) 梅　b) 犬　c) 自動車
5	100から7を順番に引いてください。（100-7は？、それからまた7を引くと？ と質問する。最初の答えが不正解の場合、打ち切る）
6	私がこれから言う数字を逆から言ってください。（6-8-2、3-5-2-9 を逆に言ってもらう、3桁逆唱に失敗したら、打ち切る）
7	先ほど覚えてもらった言葉をもう一度言ってみてください。（自発的に回答があれば各2点、もし回答がない場合以下のヒントを与え正解であれば1点）a) 植物　b) 動物　c) 乗り物
8	これから5つの品物を見せます。それを隠しますのでなにがあったか言ってください。（時計、鍵、タバコ、ペン、硬貨など必ず相互に無関係なもの）
9	知っている野菜の名前をできるだけ多く言ってください。（答えた野菜の名前を右欄に記入する。途中で詰まり、約10秒間待っても出ない場合にはそこで打ち切る）0～5＝0点、6＝1点、7＝2点、8＝3点、9＝4点、10＝5点

出典：加藤伸司ら：改訂長谷川式簡易知能評価スケール（HDS-R）の作成. 老年精神医学雑誌, 2（11）：1339-1347, 1991.

6. MMSE（精神状態短時間検査）

● 精神状態短時間検査（Mini-Mental State Examination：MMSE）とは、ミニメンタルステート検査とも呼ぶ。1975年に米国のフォルスタイン夫妻が開発し、現在に至るまで認知機能のスクリーニング検査として、世界中の様々な場面で活用している認知機能検査である。

● 認知症が疑われるときは、問診や診察による病歴や症状の確認、MMSEやHDS-R（神経心理検査）による認知機能の評価、血液検査や画像検査による鑑別診断（認知症の他に認知機能を低下させる原因がないかを確認すること）を行う。MMSEだけでは認知症の診断はできない。HDS-Rは、記述や動作、描画の確認項目はなく、すべて口述による回答になる。HDS-Rに比べてMMSEのほうがより幅広い認知機能を評価

する。

1）評価法

● MMSE を評価するのに必要なのは、MMSE の評価用紙、筆記用具、時計または鍵、白紙だけで特別な機材を準備する必要はない。

● 正解なら 1 点、不正解なら 0 点として各項目をそれぞれ採点し、合計得点で判断する。質問後 10 秒経過しても返答がない場合は不正解と見なして次の検査に進む。麻痺や失語によって検査できない項目は省略する。30 点満点中 21 点以下で、認知症を疑い、22 ～ 26 点は軽度認知障害（MCI）の疑いがあると判断する。

精神状態短時間検査（MMSE）

1 （5点）	今年は何年ですか 今の季節は何ですか 今日は何曜日ですか 今日は何月ですか 今日は何日ですか
2 （5点）	ここは何県ですか ここは何市ですか ここは何病院ですか ここは何階ですか ここは何地方ですか（例 関東地方）
3 （3点）	物品名 3 個（相互に無関係）検者は物の名前を一秒間に一個ずつ言う。その後、被験者に繰り返させる。正答一個につき 1 点を与える。3 例すべて言うまで繰り返す。（6 回まで）何回繰り返したかを記す。【　　回】
4 （5点）	100 から順に 7 を引く（5 回まで）。または「フジノヤマ」を逆唱させる
5 （3点）	3 で提唱した物品名を再度復唱させる
6 （2点）	（時計を見せながら）これはなんですか。 （鉛筆を見せながら）これはなんですか。
7 （1点）	次の文章を繰り返しさせる。 「みんなで力を合わせて綱を引きます。」
8 （3点）	（3 段階の命令） 「右手にこの紙を持ってください」「それを半分に折りたたんでください」「それを私に渡してください」
9 （1点）	（次の文章を読んでその指示に従ってください） 「目を閉じなさい」
10 （1点）	（何か文章を書いてください）

	(次の図形を書いてください)
11 **(1点)**	

出典：森悦朗，三谷洋子，山鳥重：神経疾患患者における日本語版 Mini-Mental State テストの有用性．神経心理学，1（2）：82-92．1985.

7. Barthel Index（バーセルインデックス）

- バーセルインデックス（Barthel Index：BI）は、米国の医師マホーニー（Mahoney FI）と理学療法士バーセル（Barthel DW）が作成したもので、理学療法士の名前をとって評価名をつけている。

- 移乗動作や着替え、食事など日常生活動作（ADL）を評価するための指標である。世界的に普及しているADL評価法の1つで、医療現場や介護現場などで、対象者の現在のADLの状態を把握することを目的に用いている。

- BIは生活機能の中でも、基本的ADLを評価することに適している。それ以外に手段的ADL（IADL）も存在している。手段的ADLは、公共交通機関の利用や電話の対応、食事の支度など自立した生活を営むための複雑な活動や社会的役割を担う能力を含む。ICFは、基本的ADLと手段的ADLを合して「活動」とし、基本的ADlは生活機能の土台である。

- 2021年度の介護報酬改定が「ADL維持等加算」の算定要件にBIによる評価を組み込んでいる。

1）評価法

- BIの評価項目は10項目で、対象の動作ができるかどうか各項目を自立度に応じて15、10、5、0点評価をする。そのため評価方法がわかりやすいという特徴があるが、施設が行うADLと自宅でのADLには差がある場合がある。自宅の環境を想像して評価し、自宅での活動を質問し評価する。満点100点が全自立、85点以上が自立、60点が部分自立、40点が大部分介助、0点が全介助と評価する。

項目	点数	判定基準
食事	**10点**	自立。手の届くところに食べ物を置けば、トレイあるいはテーブルから1人で摂食可能、必要なら介助器具をつけることができ、適切な時間内食事が終わる。
	5点	食べ物を切るなど、介助が必要。
	0点	全介助

移乗	15点	自立。車椅子で安全にベッドに近づき、ブレーキをかけ、フットレストを上げてベッドに移り、臥位になる。再び起きて車椅子を適切な位置に置いて、腰かける動作がすべて自立。
	10点	どの段階かで、部分介助あるいは監視が必要。
	5点	座ることはできるが、移動は全介助。
	0点	全介助
整容	5点	自立（洗面、歯磨き、整髪、ひげそり）
	0点	全介助
トイレ動作	10点	自立。衣服の操作、後始末を含む。ポータブル便器を用いている時は、その洗浄までできる。
	5点	部分介助、体を支えたり、トイレットペーパーを用いることに介助。
	0点	全介助
入浴	5点	自立（浴槽につかる、シャワーを使う）
	0点	全介助
歩行	15点	自立。45 m以上平地歩行可。補装具の使用は構わないが、車椅子、歩行器は不可。
	10点	介助や監視が必要であれば、45 m平地歩行可。
	5点	歩行不能の場合、車椅子をうまく操作し、少なくとも45 mは移動できる。
	0点	全介助
階段昇降	10点	自立、手すり、杖などの使用は構わない。
	5点	介助または監視を要する。
	0点	全介助
着替え	10点	自立、靴、ファスナー、装具の着脱を含む。
	5点	部分介助を要するが、少なくとも半分以上の部分は自分でできる。適切な時間内にできる。
	0点	全介助
排便コントロール	10点	失禁なし。浣腸、座薬の取り扱いも可能。
	5点	時に失禁あり。浣腸、座薬の取り扱いに介助を要する。
	0点	全介助
排尿コントロール	10点	失禁なし。
	5点	時に失禁あり。収尿器の取扱いに介助を要する場合も含む。
	0点	全介助

出典：Mahoney FI, Barthel DW：Functional Evaluation：The Barthel Index. Md State Med J. 14. 61-65, 1965.

8. WAIS-Ⅳ（ウェクスラー式知能検査）

● ウェクスラー式知能検査（Wechsler Adult Intelligence Scale：WAIS）、日本語は「ウェクスラー」または「ウェイス」と呼ぶ。現在は第4版まで出版されているため、WAIS-IVと表記する。全体的な知能の水準、記憶や処理能力について確認することがで

き、よく耳にする「IQ」を測定する検査である。

- WAIS の特徴は、指標得点（合成得点）と呼ぶ 4 つ の能力を複数の検査で測定すること、同年齢集団の IQ を知ることができる点である。指標得点は、言語 理解、知覚推理、ワーキングメモリー、処理速度であ る。
- WAIS-IV の対象年齢は 16 ～ 90 歳で、15 歳未満は 子ども用の WISC（ウィスク）、幼児向けの WPPSI （ウィプシ）がある。対象年齢が異なるだけで、測定 している能力は同じである。
- WISC-IV の結果は、得意な能力や不得意な能力を把 握する上で有用である、この結果だけで発達障害や知 的障害の診断を確定するものではない。

1) 評価法

- WAIS-IV は、10 種類の基本下位検査と、5 種類の補 助下位検査（必要時）で構成している。5 つの合成得 点（全検査 IQ と 4 つの指標得点）を知ることができ る。

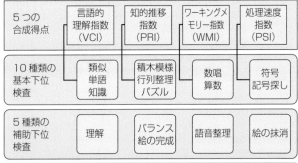

全般的な知的能力（FSIQ）				
5 つの 合成得点	言語的 理解指数 （VCI）	知的推移 指数 （PRI）	ワーキングメ モリー指数 （WMI）	処理速度 指数 （PSI）
10 種類の 基本下位 検査	類似 単語 知識	積木模様 行列整理 パズル	数唱 算数	符号 記号探し
5 種類の 補助下位 検査	理解	バランス 絵の完成	語音整理	絵の抹消

全検査 IQ（FSIQ）
全体的な認知能力を表す項目、補助検査を除いた 10 種類の基本下位検査の合計
から算出。

指標得点

言語理解指標（VCI）
言語による理解力・推理力・思考力に関する指標
基本下位検査項目：類似、単語、知識
補助下位検査項目：理解

知覚推理指標（PRI）
視覚的な情報を把握し推理する力や、視覚的情報に合わせて体を動かす力 に関する指標
基本下位検査項目：積木模様、行列推理、パズル
補助下位検査項目：バランス（16 ～ 69 歳のみ）、絵の完成

	ワーキングメモリー指標（WMI）
	一時的に情報を記憶しながら、処理する能力に関する指標
指	基本下位検査項目：数唱、算数
標	補助下位検査項目：語音整列（16 〜 69 歳のみ）
得	処理速度指標（PSI）
	情報を処理するスピードに関する指標
点	基本下位検査項目：記号探し、符号
	補助下位検査項目：絵の抹消（16 〜 69 歳のみ）

出典：松田修：高齢者に対する神経心理検査バッテリーの使い方：その目的と実施・
　　　解釈の勘所．知能：ウェクスラー成人知能検査（WAIS-IV）．老年精神医学
　　　雑誌，31（6）：570-588，2020.

[松本賢哉]

第12章

付録

看護計画の書き方

1. 看護計画とは

- 「看護計画」とは、患者の看護目標達成に向けた系統的な活動である看護過程の一部であり、看護過程は看護を実践する際の一連の推論から「アセスメント」「計画」「実施」「評価」を展開するプロセスである。

2. 看護計画を検討するための前提条件

1) 安全・安心の保証

- 精神的健康について援助を必要としている人は、多くの場合に精神的危機に陥っている可能性がある。このような人々にまず提供しなければならないのは、脅かされず不安の少ない「安全、安心」な環境である。この際、患者がどのような出来事を経験してきたのか、それは患者にとってどのような体験であるのか、その影響はどのように生じているのかという視点で患者を理解する。

2) 自律性の回復

- 「自律性の回復」とは、対象となる人自らが、思考・判断・行動することを通して、自身のより良い生き方を見出すことを指す[1]。自律性を回復し、患者が持っているセルフケア能力を充実させることは、「その人らしい生活」を獲得することにつながる。

3) インフォームド・コンセント

- 「インフォームド・コンセント」とは、患者・家族、他の医療者などの関係者が互いに情報共有し、合意するプロセスである[2]。インフォームド・コンセントによる医療上の意思決定への患者の参加は、患者のニーズを踏まえた治療の目標の設定と看護介入の方向性を明確にする。

3. アセスメント

- 患者を包括的に理解する過程であり、健康や生活に関するデータを収集し、整理し、査定する段階である。患者は今、どのような状態であるのか、何に苦しんでいるのか、なぜそのような状態になっているのか、何を望んでいるのか、どうすることがよいのかを明らかにする。

1) 情報収集

- 精神的健康について援助を必要としている人は、日常生活や社会生活が全般にわたり影響が生じていることが多いため、多面的な情報収集が必要である。

- 医療者が必要と思う情報と、患者本人がわかってほしいこと、伝えたいことは必ずしも同じではない。看護師はこのことを認識して、必要な情報を得る。情報収集は、①記録から、②面接しながらの観察を通して、③参与しながらの観察を通して、④少し離れたところから見守る観察によって、⑤カンファレンスなどの他の医療者の意見を聞いて、という5つの方法[3]を活用する。

2) アセスメント

- アセスメントは得た情報を整理し、その情報の意味や成り行きなどを解釈、分析し、推論し、判断する過程であり、身体的、心理社会的、倫理的などの多様な側面から幅広く行う。
- アセスメントに用いる看護過程の枠組みには、ヘンダーソンの「看護ケアの14の構成要素」、ゴードンの「11の健康機能パターン」、オレム・アンダーウッドの「セルフケア理論」などがある。

4. **看護計画**

- 看護計画は、患者の達成目標とその目標を達成するための看護師の具体的な行動を計画として示すものである。

1) 看護目標

- 看護目標では、患者の現在の状態をある期間でどのような状態にしたいかということを、患者を主語として表現する。短期目標の設定期間は2週間、長期目標は退院もしくは2〜3か月程度を目安とする。
- 目標は、患者の将来の夢やなりたい姿、行いたいことに向けてどのようなことができるかを、患者と共に考えて記載する。患者の中には、将来の夢やなりたい姿を想像できない場合もあるので、「今一番したいことは何ですか」「どういうふうになったらよいと思いますか」と問いかける。
- 長期目標は、どういう状態になったら退院できるか、退院後はどのような生活を送るかという視点を加えて検討する。短期目標は長期目標を達成するための小さなステップとなるため、短期目標と長期目標の整合性を確認する。

2) ケアプラン

- ケアプランは目標を達成するために、看護師が行う観察可能な行動の記述である。他の看護師が立案したケアプランを見て実施できるように、具体的に記載する。ケアプランは、OP（observation plan、観察項目）、

TP (Treatment plan、治療的な計画)、EP (Education plan、教育的な計画) に分けて作成する。

① OP （観察項目）

● 目標の評価を判断するために観察する内容、患者の症状の変化や徴候の出現を観察する内容、TP や EP を実施する際に観察しなければならない内容を記載する。

（OP の例）
・生理的変化（バイタルサインズ）
・表情の変化、話し方
・食欲や食事摂取内容、飲水量の変化
・精神症状の有無と程度
・服薬の状況、薬物の有害作用の有無
・睡眠や休息、日中の活動の状況
・服薬、食事、睡眠に関する訴えの内容と頻度

② TP （治療的な計画）

● 目標を達成に向けて、問題を解決する、あるいは悪化を予防するための治療的な行動の内容を記載する。

● TP を記述する際は、5W1H といわれる When（いつ）、Who（誰が）、What（何を）、Where（どこで）、Why（なぜ）、How（どのように）を明確に示すことにより、誰もが同じケアを行うことができる。

（TP の例）
・自分が感じたことを言葉にして表出するように促す
・患者がやりたいこと、好きなことを支持する
・服薬による体調の変化や効果について、看護師と話し合う
・作業療法に続けて参加できていることについて看護師が患者に肯定的なフィードバックを行う
・不安への対処方法を実行した場合、不安が落ち着いたのちに、その状況について看護師と共に振り返る

③ EP （教育的な計画）

● 患者が自分の健康状態を維持、改善、促進できるように行う指導や教育の計画である。キーパーソンとなる家族に実施する場合もある。EP を記述する際は上記の 5W1H に「どのような方法・教材を用いて」行うかを追加して明確に示す。

（EP の例）
・薬の作用、服薬の目的に関して説明する
・十分な睡眠と規則的な食事が再発予防につながることを説明する。
・疲れた時には休んでよいことを伝える

5. 実施

● 実施は立案した看護計画を患者に対して行うことである。看護師は治療的コミュニケーションを活用して患者と対話を重ねながら、患者が合意できることを中心に実践する。もし、計画が行き詰ったら、患者と対話をして、目標の修正や変更、しばらく休んでみるなどを検討する。

6. 評価

● 評価は2週間の短期目標がどのように達成できたか、できなかったとしたら何が障害になったのかを患者と共に評価する。その結果をもとに、看護過程を適切に展開できたかを判断する。つまり、情報収集、アセスメント、看護計画立案、ケアプランの実施、評価が適切に行えたかどうかを評価する。

[伊藤桂子]

第12章

付録

文献
1) 日本精神科看護協会：精神科看護の定義. 2004. http://www.jpna.jp/outline/define.html（2022年2月28日閲覧）
2) 日本看護協会：インフォームドコンセントと倫理. n.d.https://www.nurse.or.jp/nursing/practice/rinri/text/basic/problem/informed.html（2022年2月28日閲覧）
3) 川野雅資：精神看護臨地実習. p102, 医学書院, 2005.

薬物療法

●抗精神病薬　種類・分類・作用・代表的な薬剤・副作用

種類・分類	特徴等	代表的な薬剤 一般名（商品名）	副作用
定型抗精神病薬			
フェノチアジン系抗精神病薬	低力価 数 10 mg ～数 100 mg 程度 鎮静作用	クロルプロマジン（コントミン・ウィンタミン） レボメプロマジン（ヒルナミン）	抗コリン作用 肝障害
ブチロフェノン系抗精神病薬	高力価 数 mg ～数 10 mg 程度 抗幻覚妄想	ハロペリドール（セレネース） チミペロン（トロペロン）	錐体外路症状（EPS）
非定型抗精神病薬			
セロトニン・ドパミン拮抗薬（SDA）	抗セロトニン作用、抗ドパミン作用 抗幻覚妄想	リスペリドン（リスパダール） ペロスピロン（ルーラン） ブロナンセリン（ロナセン） パリペリドン（インヴェガ） ルラシドン（ラツーダ）	高プロラクチン血症 高用量で EPS
多元受容体作用抗精神病薬（MARTA）	抗幻覚妄想、鎮静、催眠、気分安定	クエチアピン（セロクエル） オランザピン（ジプレキサ） クロザピン（クロザリル） アセナピン（シクレスト）	体重増加、耐糖能低下、脂質代謝異常
クロザリル	治療抵抗性統合失調症治療薬。使用に際しては、十分に対応でき、かつクロザリル患者モニタリングサービスに登録した医師・薬剤師のいる登録医療機関で使用	クロザピン（クロザリル）	無顆粒球症、心筋炎、糖尿病性ケトアシドーシス、糖尿病性昏睡等の重篤な副作用。
ドパミン部分作用薬（DPS） ドパミン D2 受容体部分作動薬（DPA）	部分作動薬で弱い鎮静作用 ドパミン D2 受容体およびセロトニン 5HT1A 受容体にパーシャルアゴニストとして、またセロトニン 5HT2A 受容	アリピプラゾール（エビリファイ） ブレクスピプラゾール（レキサルティ）	EPS が少ない 不眠 焦燥 高揚症状

種類・分類	特徴等	代表的な薬剤 一般名（商品名）	副作用
	体にはアンタゴニストとして働く。鎮静作用が弱く、副作用が弱い。		

●抗うつ薬　種類・分類・作用・代表的な薬剤・副作用

種類・分類	特徴等	代表的な薬剤 一般名（商品名）	副作用
三環系抗うつ薬（TCA）	強力な抗うつ効果	イミプラミン（トフラニール） アミトリプチリン（トリプタノール） クロミプラミン（アナフラニール） アモキサピン（アモキサン）	抗コリン作用、抗ヒスタミン作用、抗アドレナリン作用
四環系抗うつ薬（TeCAs）	弱い抗うつ効果、催眠効果	ロフェプラミン（アンプリット） アモキサピン（アモキサン） ドスレピン（プロチアデン）	眠気
選択的セロトニン再取り込み阻害薬（SSRI）	選択的にセロトニンの再取り込み作用。弱い抗うつ効果、不安・強迫に効果。意欲には効果がない。	フルボキサミン（デプロメール、ルボックス） パロキセチン（パキシル） セルトラリン（ジェイゾロフト） エスシタロプラム（レクサプロ）	吐き気、嘔吐、下痢、便秘、食欲不振、口渇、眠気、めまい、頭痛、性機能障害
セロトニン・ノルアドレナリン再取り込み阻害薬（SNRI）	選択的にセロトニン・ノルアドレナリンの再取り込み作用。意欲への効果。	ミルナシプラン（トレドミン） デュロキセチン（サインバルタ） ベンラファキシン（イフェクサー）	吐き気、嘔吐、眠気、めまい、ふらつき、頭痛、血圧上昇、動悸、排尿障害
セロトニン再取り込み阻害・セロトニン受容体調節薬（S-RIM）	SSRIの作用だけではなく、セロトニン受容体の調節に働く。	ボルチオキセチン（トリンテリックス）	飲み始めに消化器症状
ノルアドレナリン作動性・特異的セロトニン作動性抗うつ薬（NaSSA）	α1受容体を遮断。セロトニン・ノルアドレナリン放出を促進。	ミルタザピン（リフレックス、レメロン）	傾眠、体重増加

●気分安定薬（双極性障害治療薬）種類・分類・作用・代表的な薬剤・副作用

種類・分類	特徴等	代表的な薬剤 一般名（商品名）	副作用
炭酸リチウム	双極性障害の再発予防。	炭酸リチウム（リーマス）	腎機能障害、甲状腺機能低下、不整脈、振戦、胃腸障害 血清リチウム濃度を 0.8 〜 1.2 mEq/L でコントロールし、1.5 mEq/L。1.5 mEq/L を超えた時は臨床症状の観察を行う。2.0 mEq/L を超えると中毒を起こす。
抗てんかん薬	抗てんかん作用。双極性障害の気分エピソードの再発・再燃予防	カルバマゼピン（テグレトール） バルプロ酸ナトリウム（デパケン、セレニカ） クロナゼパム（リボトリール、ランドセン） ラモトリギン（ラミクタール）	麻疹 肝障害 催奇形性

●抗不安薬　作用時間・代表的な薬剤

作用時間	代表的な薬剤 一般名（商品名）
ベンゾジアゼピン系	
短時間型 半減期 3 〜 6 時間	エチゾラム（デパス） クロチアゼパム（リーゼ） フルタゾラム（コレミナール）
中間型 半減期 12 〜 24 時間	ロラゼパム（ワイパックス） アルプラゾラム（コンスタン、ソラナックス） ブロマゼパム（レキソタン）
長時間型 半減期 24 時間以上	ジアゼパム（セルシン、ホリゾン） クロキサゾラム（セパゾン） フルジアゼパム（エリスパン） クロルジアゼポキシド（コントール、バランス） オキサゾラム（セレナール） メダゼパム（レスミット） クロラゼプ酸二カリウム（メンドン）
超長時間型 半減期 50 時間以上	ロフラゼプ酸エチル（メイラックス） フルトプラゼパム（レスタス） メキサゾラム（メレックス）
非ベンゾジアゼピン系	
半減期 4 時間程度	タンドスピロン（セディール）
半減期 20 時間程度	ヒドロキシジン（アタラックス）

●睡眠薬（催眠・鎮静薬）　作用時間・代表的な薬剤

作用時間	代表的な薬剤 一般名（商品名）	特徴等
ベンゾジアゼピン系		
超短時間型 半減期6時間 以内	トリアゾラム（ハルシオン） ミダゾラム（ドルミカム）	麻酔前投与薬
短時間型 半減期6〜12 時間	エチゾラム（デパス） ブロチゾラム（レンドルミン） リルマザホン塩酸塩水和物（リスミー） ロルメタゼパム（ロラメット、エバミール）	
中時間型 半減期が12〜 40時間	フルニトラゼパム（ロヒプノール、サイ レース） エスタゾラム（ユーロジン） ニトラゼパム（ベンザリン、ネルボン）	
長時間型 半減期が60時 間以上	クアゼパム（ドラール） フルラゼパム（ダルメート、ベノジール） ハロキサゾラム（ソメリン）	
非ベンゾジアゼピン系		
超短時間型 半減期6時間 以内	ゾルピデム酒石酸塩（マイスリー） ゾピクロン（アモバン） エスゾピクロン（ルネスタ）	
メラトニン受容体作動薬		
ラメルテオン（ロゼレム）　メラトニン（メラトベル）		
オレキシン受容体作動薬		
スボレキサント（ベルソムラ）　レンボレキサント（デエ ビゴ）		
バルビツール酸系睡眠薬		
ペントバルビタールカルシウム（ラボナ） アモバルビタール（イソミタール）		不眠症、麻酔前投与
セコバルビタールナトリウム（アイオナール・ナトリウム）		不眠症、麻酔前投与

●認知症治療薬　作用・適応・代表的な薬剤

作用機序	アルツハイマー型 認知症の適応症	代表的な薬剤 一般名（商品名）
アセチルコリンエステラーゼ阻害	軽度〜高度	ドネペジル （アリセプト）
アセチルコリンエステラーゼ阻害・ ブチルコリンエステラーゼ阻害	軽度〜中等度	リバスチグミ （イクロセン、リバス タッチパッチ）
アセチルコリンエステラーゼ阻害・ ニコチン受容体増強作用	軽度〜中等度	ガランタミン （レミニール）
NMDA受容体アンタゴニスト	中等度〜高度	メマンチン （メマリー）

● ADHD 治療薬　作用機序

作用機序	代表的な薬剤 一般名（商品名）	副作用
ドパミン刺激薬	メチルフェニデート塩酸塩 (リタリン、コンサータ) リスデキサンフェタミンメシル酸塩 (ビバンセ)	依存性
選択的ノルアドレナリン再取り込み阻害薬	アトモキセチン塩酸塩 （ストラテラ）	
選択的α2A アドレナリン受容体作動薬	グアンファシン塩酸塩 (インチュニブ)	

［辻脇邦彦］

243

精神科看護ポケットガイド

2022 年 9 月 20 日発行

編　集	川野雅資
発行者	荘村明彦
発行所	中央法規出版株式会社
	〒 110-0016　東京都台東区台東 3-29-1 中央法規ビル
	TEL 03-6387-3196
	https://www.chuohoki.co.jp/

DTP・印刷・製本　　広研印刷株式会社
装幀・本文デザイン　　株式会社イオック

ISBN978-4-8058-8773-8